LA HUELLA DE MIS PACIENTES

SHANTI NILAYA
EDITORIAL

La huella de mis pacientes

1ª. edición, 2026 | Editorial Shanti Nilaya®
Diseño editorial: Editorial Shanti Nilaya®
Pintura de portada: Pilar Rincón
Prefacio: Víctor García

ISBN | 978-1-972719-60-2
eBook ISBN | 978-1-972719-61-9

www.editorial.shantinilaya.life

LA HUELLA DE MIS PACIENTES

Por Alberto Peña Rodríguez

SHANTI NILAYA
EDITORIAL

ÍNDICE

INTRODUCCIÓN 11

DEDICATORIA 13

AGRADECIMIENTOS 15

PRÓLOGO 17

SESENTA AÑOS 21

EL SUFRIMIENTO DE LOS NIÑOS Y SUS PADRES 25

Los pensamientos de Juanito 25

RELACIÓN ENTRE LOS MIEMBROS DE LA FAMILIA 35

Samuel 35

LA RELACIÓN DEL CIRUJANO CON LOS PADRES 39

Esther 40

LOS NIÑOS, LAS MADRES
Y LA POLÍTICA INTERNACIONAL 45

Putin 45

Rosana 50

LA POBREZA 67

Candelaria y su hijo Demetrio 68

Margarita la michoacana 77

Periquita 83

Madre hindú 89

LA IMPORTANCIA DEL SENTIDO COMÚN Y LA CREATIVIDAD	93
Armando, Jovita y Rodrigo	93
EL DOLOR DE TRATAR DE CURAR	99
Cristy	99
Carlitos	102
Johnny	106
Julieta	113
LA ETAPA CREATIVA Y GENEROSA DE LOS PADRES Y EL PODER DE LOS NIÑOS	117
Lilly	118
Antonio	127
Enemas en la cumbre del Kilimanjaro	136
EL PODER DE LAS MADRES	145
Paulina	145
Leoncito	150
Camila y su hijo Manuelito	165
Emanuele	175
LA RECOMPENSA	183
Angelita	183
María	189
Y LLEGÓ EL OTOÑO…	195
Fátima	199
EMPATÍA, HUMANISMO Y CIRUGÍA PEDIÁTRICA	205
AGRADEZCO	211
PENSAMIENTOS FINALES	215

INTRODUCCIÓN

Desconozco la razón por la que los seres humanos gustamos de escribir, narrar nuestras vivencias —buenas y malas—, compartir nuestros sentimientos, mostrar nuestro mundo interior y pregonar lo que la vida nos ha enseñado. Sospecho que hay mucho de engreimiento y egocentrismo en nuestro proceder; creemos que lo que vamos a escribir es interesante —y seguramente lo es para nosotros mismos—, pero ¿de dónde adquirimos la idea de que nuestras historias pueden o deben ser interesantes para los demás? Todo esto y más pasa por mi mente cuando planeo escribir un libro. Pero, después de una corta meditación, decido escribirlo, aunque solo sea para satisfacer mi ego. Confieso que siempre albergo la esperanza de que alguien, en algún lugar del planeta, sonría, llore, se enoje, se emocione o se conmueva con mis historias.

Este pequeño libro incluye relatos novelados de casos reales de niños y niñas a quienes tuve el privilegio de intervenir quirúrgicamente. Casos que dejaron una huella indeleble en mi alma de cirujano pediatra. Algunas de esas huellas me hacen sonreír al recordarlas porque son historias con un final feliz; otras me hacen llorar porque tuvieron un final trágico, muy triste.

Deseo vehementemente que el libro caiga en manos de jóvenes cirujanos de niños, que su lectura tenga un efecto positivo y contribuya a mejorar la actitud en el manejo de sus pacientes y sus padres. También deseo que el libro sea leído por padres de niños que nacieron con malformaciones, para que de alguna manera se sientan acompañados y comprendidos. De igual modo, me agradaría saber que fue leído por padres de niños sanos, para que refuercen su convicción de que la vida les ha dado un enorme privilegio al tener hijos sonrientes, traviesos, amorosos, juguetones y, sobre todo, sanos.

DEDICATORIA

Este pequeño libro está dedicado a:

Todas las madres del mundo; en especial a aquellas que han sufrido la pena de un(a) hijo(a) con una malformación congénita.

Las madres de mis pacientes, sin cuya ayuda y apoyo yo no habría podido curar a sus hijos. Con agradecimiento, admiración, cariño y respeto.

AGRADECIMIENTOS

Nada de lo que logramos lo hacemos solos.

Sin colaboración nada sería posible.

A los padres de mis pacientes que me permitieron relatar su historia, aunque, en algunos casos, sea parcialmente novelada.

A todas las enfermeras de distintas nacionalidades que colaboraron en mi labor profesional. En especial a Kathie Guardino y Grace Verdeguer.

A aquellos maestros que dejaron en mí una huella profesional y humana:

- Dr. Jesús Lozoya Solís
- Dr. Robert Gross
- Dr. Arnold Colodny
- Dr. Judah Folkman

A Pilar Rincón, pintora y ser humano de excelencia, por su contribución para hacer este libro bello al adornarlo con la portada.

A todos los médicos residentes quirúrgicos, adscritos, anestesiólogos y técnicos de todas las nacionalidades que colaboraron en mi labor como cirujano pediatra.

A mi esposa, Andrea, por su valiosa colaboración profesional, así como por su apoyo, cariño y tolerancia.

A mi hijo, el doctor Víctor Peña Araujo, por su ayuda técnica y sus valiosas sugerencias.

A todos los niños del mundo.

PRÓLOGO

La arquitectura de la empatía o la anatomía de la empatía

En el riguroso mundo de la cirugía pediátrica, a menudo nos enseñan que la medida de un «gran cirujano» se halla en la firmeza de la mano, la rapidez del procedimiento y la innovación de la técnica. Sin embargo, como revela esta conmovedora colección de relatos, el trayecto de «bueno a grande» no se mide por la profundidad de la incisión, sino por la profundidad de la conexión entre el cirujano y el alma del niño.

La narración que tienes en las manos es la novela de una vida vivida en la intersección del reto técnico extremo y la compasión radical. Escritas por un hombre que llegó a Estados Unidos de América como inmigrante desde México y se convirtió en el verdadero líder y pionero mundial en el manejo de malformaciones complejas, estas páginas, más que relatar victorias quirúrgicas, documentan la evolución del corazón y el alma de un cirujano.

A lo largo de más de sesenta años, el profesor Peña ha recorrido una carrera que comenzó en el crisol del dolor personal —la pérdida de su propio hijo—, que se transformó en la fuente misma de la empatía que luego ofrecería a miles de familias. Nos invita a las habitaciones tranquilas, a menudo tenuemente iluminadas, donde padres como los de Juanito o Samuel enfrentan lo impensable, recordándonos que los niños y sus padres son los verdaderos héroes y nosotros, los cirujanos, solo somos arquitectos y testigos del drama que nos enriquece.

Para el joven cirujano pediatra en formación, este manuscrito sirve de plantilla vital. Va más allá de cómo realizar una ARPSP (anorrectoplastia sagital posterior, nombre de la operación diseñada por el autor para reparar malformaciones anorrectales) o de una reparación de cloaca (malformación compleja de niñas, reparada por primera vez por el autor) y nos conduce hacia el porqué de nuestra vocación. Desafía a la próxima generación a ver la «toalla al cuello» —como la de Fátima (uno de los personajes de estos relatos)— no solo como un problema clínico a resolver, sino como una historia humana que hay que acoger y honrar.

Las reflexiones del profesor Peña sobre el «ego del cirujano» y las «coincidencias humanas mágicas» que sostienen nuestra fe son un regalo para la profesión. Nos muestra que, para ser verdaderamente un gran cirujano, hay que estar dispuesto a «recargar nuestras baterías emocionales» con las sonrisas de los pequeños pacientes curados al tiempo que permanecemos en pie, atentos y profundamente humanos, frente a la incertidumbre y el significado oculto de las tragedias inevitables que ocurren pese a nuestros mejores esfuerzos.

Esas son las huellas que perduran mucho después de que las luces del quirófano se hayan apagado. Nos recuerdan que, si volviéramos a nacer, no hay vocación más elevada que ser cirujano de y para los niños.

Víctor García[1]

1 | Víctor F. García MD, PhD (Hon), profesor emérito del Departamento de Cirugía de la Universidad de Cincinnati. Doctor *honoris causa* en Humanidades por la Universidad Xavier en 2018. Premio National Jefferson y Premio Graduado con Distinción de la West Point Academy en 2019.

SESENTA AÑOS

Sesenta años fue la duración de mi práctica profesional. Sesenta años viendo las hermosas sonrisas, llenas de luz e inocencia, de los pequeños pacientes que intentaban sobreponerse a su dolor. Sesenta años de afrontar a los atormentados padres, de ver sus ojos inundados de lágrimas y esperanza mientras trataba de darles buenas noticias; a veces, fingiendo una sonrisa que quiso ser consoladora. Sesenta años de disfrutar de las caras y expresiones de agradecimiento de los padres después de una intervención exitosa. Sesenta años de preocupación y falta de sueño por un paciente complicado. Sesenta años de vivir etapas dolorosas y llorar calladamente al presenciar el drama de los niños con cáncer incurable y el dolor de sus padres.

Ciertamente fueron sesenta años memorables, con momentos felices y momentos dolorosos. Me gusta recordar y repetirme a mí mismo que los verdaderos héroes de esta historia fueron los niños enfermos y sus padres. Ellos tienen la gran autoridad moral que solamente se obtiene al sufrir en carne propia; nosotros, los cirujanos de niños, aunque nos conmovemos, somos solo testigos bienintencionados del drama.

Y todo empezó con mi dolor de padre, cuando mi primer y hermoso hijo, Gustavo, nació con una malformación grave. Tras ser operado, vivió solamente cuatro años y medio; fueron años de sufrimiento y afrontamiento de múltiples problemas. Fue mucho lo que sufrimos sus padres y mucho lo que aprendimos. Ver sufrir a un hijo sabiendo que va a morir y que es muy poco lo que podemos hacer para cambiar la ruta del destino y aliviar su dolor representa una dolorosa experiencia difícil de describir. Se trata de una vivencia que nos induce a desear cambiar nuestras vidas por la de nuestro hijo enfermo y ser nosotros quienes tuviésemos ese padecimiento; una experiencia que nos hace rebelarnos contra el destino y, en momentos de desesperación, contra el Dios de quien se dice que lo puede todo.

Y al final, la dolorosa partida. Es difícil imaginar un dolor más grande que el que se experimenta al presenciar la muerte de un hijo, más aún cuando esta ocurre en nuestros propios brazos. Su cara pálida y su mirada clavada en nuestros ojos, pidiendo ayuda; una ayuda que nosotros los padres no podemos darle.

Durante los cuatro años y medio de la corta vida de mi primer hijo, tuvimos la oportunidad, su madre y yo, de conocer a todo tipo de médicos y cirujanos. Aprendimos que el nivel de empatía, solidaridad, compasión y profesionalismo de los médicos no va necesariamente aparejado con su prestigio, capacidad intelectual o grado de excelencia académica: conocimos a médicos famosos y connotados que se comportaban como seres desposeídos de todo sentimiento de compasión y mostraron una cruel indiferencia ante el dolor del paciente y de los padres. En contraste, también conocimos a otros médicos poseedores de una gran empatía y calidad humana. Las imágenes positivas y negativas de todos ellos permanecerán en nuestra mente hasta el final de nuestras vidas. Es bien sabido que, durante las etapas críticas, los seres humanos nos tornamos extraordinariamente sensibles, de ahí que no podamos olvidar a aquellos que nos ayudaron y nos dieron afecto.

Tampoco olvidamos a quienes que nos trataron mal.

Es probable que el drama de la muerte de mi hijo explique la razón por la que, a lo largo de mi carrera, en la mirada de cada pareja de padres jóvenes con un hijo con una malformación congénita, me veo a mí y a la madre de mi hijo enfermo. Creo que esa triste y trágica experiencia, irónicamente, en buena parte representa la explicación de mi éxito profesional. Esa experiencia me dio empatía, un ingrediente crucial en la relación médico-paciente y que parece escasear ante el surgimiento de la medicina burocratizada y la deshumanización.

Es relativamente fácil entender y aceptar el ciclo vital e inevitable de los seres humanos, que incluye el nacimiento, la niñez, la juventud, la madurez, la vejez y la muerte. Lo que es difícil de entender, asimilar, digerir y aceptar es la enfermedad crónica incurable y, más aún, la muerte de un(a) niño(a). Siempre me pregunté y me sigo preguntando: ¿Dónde está ese Dios benigno y todopoderoso que permite que haya niños enfermos y que mueran, violando así lo que debiera ser un ciclo vital perfecto?

Afortunadamente, la cirugía pediátrica es la más curativa de todas las especialidades médicas o quirúrgicas, y ello significa que nos brinda, a los cirujanos pediatras, remansos de alegría cuando presenciamos la curación de un niño a quien salvamos de la muerte al repararle una malformación que pudo haber sido letal. Esa maravillosa experiencia nos permite «cargar nuestras baterías emocionales» y estar preparados para afrontar la muerte y el dolor de otros niños menos afortunados.

Sí, esos sesenta años tratando a niños enfermos y padres dolientes han dejado en mí una huella permanente. Se atropellan en mi mente toda clase de recuerdos emotivos, dulces, amargos y dolorosos. En momentos río y en momentos lloro. Se trata de una huella que me humaniza, que es una fuente de estoicismo y que me ayuda a diferenciar lo importante de lo baladí en la vida. Muchos de los eventos que recuerdo terminaron de manera feliz y me brindaron y siguen brindando grandes satisfacciones, pero, desafortunadamente, otros terminaron en tragedia.

Al final del camino, los seres humanos buscamos cuál fue el significado de nuestras vidas, cuál fue la trascendencia de nuestro paso por este planeta, si es que hubo alguna. Me gusta creer que el significado de mi vida reside en mi labor como reparador de defectos congénitos, consolador de seres sufrientes y, probablemente, inspirador de mentes jóvenes, de futuros cirujanos pediatras.

En medio de la búsqueda del balance final, puedo decir con profunda convicción que, si volviese a nacer, ¡volvería a ser cirujano de niños!

EL SUFRIMIENTO DE LOS NIÑOS Y SUS PADRES

Nuestros pequeños pacientes no tienen la capacidad de verbalizar sus dolores, preocupaciones y sufrimientos, pero basta con verlos para poder imaginar lo que pasa por su bella mente. Cuando se trata de nuestros propios hijos, nos volvemos mucho más sensibles y ello nos permite ser empáticos con nuestros pacientes. He aquí unos relatos de dolor que me impactaron a través de mi carrera como cirujano pediatra.

Los pensamientos de Juanito

Juanito, un hermoso niño de cinco años, padecía cáncer. Sus padres, una pareja joven, eran profesionales exitosos; habían planeado meticulosamente su matrimonio y tenían, como todos los jóvenes, grandes ilusiones. El matrimonio, para ellos, representó una culminación exitosa de sus planes. Como suele suceder, enamorados, concibieron la idea de tener un hijo, una criatura producto de su amor en cuyo cuerpo se fundiesen su carne y su espíritu; un pequeño ser humano que los uniese más. Así fue como concibieron a su primer hijo, afortunadamente sano; vivían para él.

La familia y el pediatra les recomendaron que tuviesen un segundo hijo para beneficiar con su compañía al primero. El segundo embarazo transcurrió sin problemas y, cuando llegó a su fin, trajeron al mundo un hermoso bebé al que decidieron llamar Juan, aunque desde el principio se referían a él como Juanito. La pareja no podía pedir más: se amaban, tenían éxito profesional y dos hermosos hijos.

Pero después de su quinto cumpleaños, Juanito empezó a quejarse de dolor abdominal, bajó de peso y se veía pálido. El pediatra lo examinó en presencia de los padres y, al palpar su abdomen, los padres —poseedores, como la mayoría, de una sensibilidad especial— notaron en la cara del médico un gesto premonitorio que les pareció sombrío. El pediatra se mantuvo serio y les pidió que se sentaran; quería explicarles «algo». Fue entonces cuando les dijo que Juanito tenía una «masa» (tumor) muy grande en el abdomen. Podía tratarse de algo benigno; tuvo buen cuidado de no pronunciar la palabra «maligno». Había que practicar varios estudios y «muy probablemente requeriría de una intervención quirúrgica».

Para los padres, las siguientes horas y días transcurrieron como si estuviesen envueltos en una niebla espesa; como si el mundo que los rodeaba se hubiese tornado gris, ausente de colores; como si los alimentos no tuviesen sabor; como si la música fuese solo ruido. Todo lo que ocurría en el mundo carecía de interés para la pareja. Sentían como si de pronto hubiesen sido sumergidos en un túnel oscuro dentro del cual ellos caminaban como autómatas, sin dirección fija; solo percibían un dolor profundo e indescriptible. Como todos los humanos, durante los días en que se realizaron los estudios necesarios, los padres recurrieron a su fe: llegaron a creer que todo era una pesadilla y que pronto despertarían para ver a Juanito sonriendo como siempre.

Los estudios se llevaron a cabo de forma expedita al tiempo que los padres rogaban al cielo que la masa fuese benigna. Sin embargo, los estudios no permitieron asegurar que fuese benigna o maligna; había que operar. La intervención «fue un éxito», a decir del cirujano. Los padres dieron gracias al cielo y esa noche brindaron por la salud de su adorado hijo. El cirujano explicó que la «pieza» (tumor) sería enviada al departamento de patología para su estudio. Dos días después, el médico llamó a los padres para «conversar sobre el caso». Ellos sospecharon que algo andaba mal.

—Me temo que no tengo buenas noticias para ustedes —dijo el cirujano un tanto compungido—. El estudio de la pieza mostró que se trata de un tumor maligno y, desafortunadamente, los ganglios linfáticos relacionados con el área del tumor están invadidos. El siguiente paso será administrar un tratamiento a base de medicamentos especiales, conocido como quimioterapia. También es posible que los oncólogos decidan administrar radiación. Solo puedo imaginar cómo se sienten, pero debo decirles que la medicina ha progresado mucho y ahora se usan medicamentos nuevos con resultados favorables...

Mientras el cirujano seguía hablando, con palabras conciliatorias y optimistas, los padres habían dejado de escuchar. Su alma estaba destrozada y eso los hacía sordos a los conceptos del doctor; sus ojos se habían inundado de lágrimas. Tomados de la mano, sentían que «el mundo se venía abajo». Los jóvenes padres, que se habían sentido en la gloria semanas atrás, ahora se sintieron arrojados al vacío. El impacto de la noticia fue tal que no pudieron articular palabra.

Así se inició lo que para ellos fue una pesadilla, un largo y doloroso camino. Atravesaron, al principio, un periodo de incredulidad; después, de enojo: enojo con la vida y con Dios: «¿Dónde está la llamada justicia divina? ¿Por qué mi hijo?». Luego, los padres se preguntaron, con el corazón roto, qué mal habían hecho para merecer semejante dolor.

—¿Y qué hizo nuestro pequeñito para merecer esta horrible enfermedad? Él es un ángel que no le ha hecho daño a nadie. Hay tantos seres humanos perversos; perversos sin cáncer…

A pesar del inmenso dolor, los padres tenían un atisbo de esperanza. El grupo de médicos especialistas —oncólogos pediatras—, con rostro serio pero tratando de mostrar optimismo, invitó a los padres a una junta para explicarles el plan a seguir.

—A pesar de que el tumor ha sido extirpado, desafortunadamente hay evidencia de que esa masa maldita ha enviado células malignas, conocidas como metástasis, a otras partes del cuerpo de Juanito.

Guiados por una buena intención, los médicos dijeron solo una verdad a medias; tuvieron buen cuidado de no mencionar los efectos secundarios de la radio y la quimioterapia. Tampoco respondieron claramente cuando los padres —sin conocimientos de medicina, pero armados con amor y su sentido común— expresaron una pregunta esperada, pertinente y específica:

—¿Cuál es el pronóstico de nuestro hijo?

Los médicos titubearon y se limitaron a decir:

—Confiamos en que todo saldrá bien —y dejaron a los padres inundados de dudas, esperanzas, fantasías y recelo.

Con frecuencia, los médicos, inducidos por una buena cuanto fantasiosa intención, les decimos a los padres una verdad a medias —aunque sin mentir— para tratar de disminuir su sufrimiento; desafortunadamente, tarde o temprano, los padres descubren la verdad completa, cruel y dolorosa. La pregunta que nosotros los médicos debemos plantearnos es si en esas circunstancias se justifica ocultar parte de la verdad.

En un periodo breve de solo unos días, los jóvenes padres se graduaron de adultos maduros al afrontar el drama de un hijo gravemente enfermo. Después de varias semanas en el frío ambiente del hospital, Juanito ya había perdido su pelo y las cejas debido al efecto de la quimioterapia. También había perdido peso, y sus manitas y sus delgados brazos tenían muchas equimosis por las múltiples inyecciones intravenosas y tomas de muestras de sangre a las que había sido sometido. Él y sus padres usaban una mascarilla con el afán de evitarle infecciones que pudieran ser fatales. La quimioterapia, entre otros efectos secundarios, produce un abatimiento de las defensas, lo que se conoce como inmunodepresión. Su tierna mirada reflejaba su sufrimiento, su tristeza y, asimismo, un rayo de esperanza, aunque sus ojos habían perdido el brillo que solo vemos en los niños felices. Su padre, devoto cristiano, con el alma destrozada, imploraba a Dios que curara a su adorado hijo, pero en ocasiones, invadido de dolor y exasperado, renegaba del dios que siempre había venerado.

En un acto de amorosa solidaridad, el padre se rasuró la cabeza para intentar generar una sonrisa en el semblante de su adorado hijo, hacerle sentir que estaba cerca de él y, con ello, brindarle un poco de apoyo y consuelo. La amorosa madre de Juanito había cambiado radicalmente su forma de vida; el dolor de un hijo gravemente enfermo era abrumador. Había descuidado su aspecto personal, sus deberes domésticos, el cuidado de su otro hijo y sus actividades maritales íntimas, todo porque no quería separarse de su pequeño Juanito. Todas las madres protegen al más necesitado y vulnerable de sus hijos.

Sin embargo, el amor de sus padres no podía evitar el sufrimiento de Juanito, sobre todo durante las visitas frecuentes al temido cuarto de curaciones, donde doctores y enfermeras debían infligirle maniobras dolorosas. Los padres de Juanito se mantenían a su lado, pero no podían evitar que lo picaran o lo lastimaran de muchas formas. Cuando las enfermeras intentaban acostarlo en la mesa de curaciones, Juanito, conocedor de lo que se aproximaba, intentaba aferrarse a sus padres. Con lágrimas en los ojos y suplicante, les sostenía la mirada y les preguntaba buscando una respuesta:

—¿Por qué mis padres permiten que otros me torturen? ¿Por qué permanecen impávidos y no hacen nada para defenderme? ¿Me porté mal? ¿Me están castigando? Mi madre amorosa y mi padre, mi héroe, solo contemplan mi sufrimiento; les grito y no me escuchan, me ven llorar y no responden a mis llamados. A veces veo lágrimas en sus ojos y me pongo más triste.

»Cuando me llevan al cuarto feo, traigo conmigo el osito de peluche que me regaló mi madrina; me gusta su compañía, lo aprieto para que no me deje. Mi hermanito Gabriel viene, a veces, a visitarme y me trae regalos; ya no pelea conmigo. Lo extraño mucho. Quiero ir a mi casa para jugar con él a los soldaditos.

»Mi mamá quiere que coma más, pero yo no tengo ganas de comer. Me dice que, si como, voy a estar mejor para irnos a la casa. El otro día le hice caso, comí todo lo que me dio, me dolió la panza y vomité.

»Mi doctor es bueno, siempre me sonríe y me dice cosas bonitas: dice que ya me estoy curando, pero no me dice cuándo me iré a mi casa. Quiero ver a Rony, mi perrito; le dije a mi mamá que lo trajera al hospital, lo extraño mucho. Ella prometió que lo traería, pero solo trajo una fotografía de él.

»Por la noche, a veces, sueño que estoy en mi casa jugando y otras veces sueño con unas brujas que me pinchan y despierto llorando. Mi mamita siempre está tratando de sonreír; pero, a veces, la descubro con lágrimas en los ojos. Le pregunto: «¿Por qué lloras?» y dice que «le entró una basura en el ojo»; yo hago como que le creo, pero sé que no es cierto.

»Hace mucho que no voy a la escuela; cuando me acuerdo, me pongo triste. Mi papá me trajo cuadernos y lápices de colores, me dijo que llevaría mis dibujos a la escuela para que mi maestra Lupita los viera y se los enseñara a mis amiguitos. Hice unos, pero me cansé muy pronto.

Los pensamientos de Juanito continuaban, pero su vida se iba apagando…

Todas las mañanas al despertarse, los padres acudían rápidamente a ver a su hijo, con la esperanza de notar un signo de mejoría. Un signo que no se hacía evidente; un signo que en ocasiones ellos creían ver:

—Yo veo mejor a Juanito hoy, ¿no crees? —le decía el padre a su esposa, lleno de un entusiasmo fabricado en su mente por su amor de padre.

—Yo también, lo noto menos pálido y más animado —contestaba la madre, invadida de un optimismo adquirido y llena de esperanza.

Compartían entre ellos sus fantasías y se hacían ilusiones de que Juanito estaba venciendo el cáncer que lo aquejaba. Después venía la espera interminable de que el doctor pasara visita y confirmara lo que era solo un buen deseo de ellos: que Juanito iba mejorando. Finalmente, el doctor entraba a la habitación intentando sonreír. Cuando el médico debía compartir con los ansiosos padres el resultado de las últimas pruebas practicadas a Juanito, ellos escudriñaban los ojos, los gestos, las actitudes y cada una de las palabras que el doctor emitía en busca de signos que alimentaran sus esperanzas. Su búsqueda era inútil y, poco a poco, sus rostros cambiaban hasta adoptar las facies de dolor que solo tienen los padres de un hijo moribundo.

Ninguno de ellos quería mostrar su dolor; cuando sentían ganas incontrolables de llorar, rápidamente se ocultaban en el baño o salían al corredor del hospital. La esposa no quería que su esposo o su hijo la vieran llorar y el esposo actuaba igual. Sin embargo, durante la noche, a solas, su llanto se volvía incontrolable.

La agonía de Juanito transcurría a la par que la agonía de sus padres, quienes agotaron todas las oraciones al Creador. Juanito y sus sueños se fueron apagando, y a la par que dejó de sonreír, su semblante de ángel se embelleció y santificó al acercarse el final; pero persistía asido a la mano de su madre hasta el momento en que su alma se elevó al cielo para ver al Dios que no quiso escuchar los rezos de sus padres… Juanito fue solo uno, pero los cirujanos pediatras conocemos a muchos Juanitos a lo largo de nuestra carrera.

La mayoría de los seres humanos aceptamos la muerte de los viejos, pero, justificadamente, nos rebelamos ante la muerte de un niño inocente. Si la humanidad fue planeada por un ser superior, ¿cómo debe entenderse o justificarse la existencia de enfermedades mortales o incapacitantes en criaturas inocentes? Esta pregunta no contestada representa un serio cuestionamiento para todas las religiones.

RELACIÓN ENTRE LOS MIEMBROS DE LA FAMILIA

El doloroso evento de un niño con una malformación congénita es, por demás, disruptivo, no solamente para los padres, sino para los demás miembros de la familia. No es raro que algunos busquen a quién culpar; no falta quien diga: «Pues en nuestra familia nunca ha habido un caso así». Esta afirmación lleva implícita una acusación para la otra parte, lo que causa conflictos interfamiliares. Más serio aún puede ser la ocurrencia de un conflicto entre los padres consecutivo al nacimiento de un niño con una malformación; esto suele iniciarse con un enfriamiento de las relaciones conyugales, pues los padres pueden desarrollar un sentimiento de culpa al dedicar tiempo al placer sexual cuando tienen un hijo gravemente enfermo, lo que contribuye a aumentar su alejamiento. También pueden surgir conflictos entre los padres cuando uno de los dos piensa que el otro no parece sentir el mismo grado de dolor que él o ella siente. Tristemente, me ha tocado presenciar tales conflictos, incluyendo, en casos extremos, la separación. Todo este escenario se exacerba cuando el caso ocurre en una pareja que ya tenía problemas maritales antes del nacimiento del niño o niña.

Samuel

Samuelito, de cuatro años, sufría de cáncer y recibía quimioterapia a sabiendas de que su pronóstico era malo. Sus padres, Raquel y David, habían hecho todo lo posible por salvarle la vida. Yo había participado en la intervención quirúrgica inicial, donde se le extirpó el tumor primario; desafortunadamente, este ya había producido metástasis y, por lo tanto, Samuelito requería quimioterapia. Después de la operación, el niño se recuperó satisfactoriamente y quedó al cuidado de los oncólogos pediatras. A pesar de ello, los padres se mantenían en contacto conmigo porque habíamos creado una sana amistad; me confiaban todas sus dudas y sufrimientos.

Los padres venían a mi consultorio —en ocasiones juntos y otras veces acudía Raquel sola, o bien, David sin acompañantes—. Me planteaban toda clase de preguntas médicas y no médicas, lo cual era un halago para mí, ya que, además de los aspectos puramente quirúrgicos, siempre me gustó enterarme de la vida, pensamientos y sentimientos de mis pacientes o de sus padres. Cuando yo operaba a un paciente, generalmente sabía no solo su nombre, sino también los pormenores de los problemas y cuitas de su familia. A través de los siglos, sabemos que solamente a los médicos, sacerdotes, rabinos u otros ministros religiosos nos está permitido adentrarnos en las pasiones, debilidades y secretos —buenos y malos— de los seres humanos. Ese privilegio se pierde cuando el médico o el líder religioso es indiscreto y hace mal uso de tan sagrada información.

Raquel se quejaba de que su vida había acabado desde que supo del diagnóstico y pronóstico de Samuelito. No salía de su casa, no se maquillaba y permanecía todo el día en bata. Decía vivir esclavizada: no tenía vida social y no sentía deseo por su esposo. Por ello había decidido dormir en la cama de

Samuelito, pues no solo le preocupaba que el niño necesitara algo durante la noche y ella no se lo diera, sino que, cuando se alejaba de él, se aterrorizaba al pensar que muriese sin que ella estuviera presente.

—Y lo peor —decía— es que no tengo el apoyo de mi marido. David se va a su trabajo y, cuando regresa, sale al club a jugar cartas con sus amigos. Llega muy tarde en la noche.

Todo esto era expresado por Raquel de forma dramática, sollozando.

Por su parte, David era muy amistoso conmigo; parecía ser una buena persona. Lo que más me impresionaba de él era que fumaba constantemente: terminaba un cigarrillo para encender otro y dejaba mi consultorio impregnado de olor a tabaco quemado. Me impresionaba el fino tremor de sus dedos teñidos de amarillo por el efecto del humo. Yo sentía que David se sentía mejor después de exponer sus sufrimientos y congojas. Decía que su esposa ya no dormía con él, no guisaba y no se arreglaba. Él tenía muchas presiones en su trabajo y, cuando llegaba a su casa, solo escuchaba quejas y gritos de parte de Raquel. Para consolarse se iba al club, en busca de un espacio tranquilo para descansar su mente; pero, apenas unos minutos después de llegar al club, recibía una llamada «urgente» de su esposa, quien demandaba su presencia porque Samuelito «se veía un poco más pálido», o argüía cualquier otro signo trivial. En su trabajo no lograba concentrarse y por la noche padecía palpitaciones; su presión arterial había aumentado.

Cuando recibía a Raquel en mi consultorio, después de haber escuchado su lista de quejas y sufrimientos, yo trataba de aconsejarle que hiciera un esfuerzo por cambiar su forma de vida. Le decía que, de tanto querer a Samuelito, acabaría por hacerle más daño y, peor aún, terminaría dañando a David y a ella misma. Le comenté que debía buscar ayuda para que alguien cuidara a Samuelito unas horas mientras ella se procuraba un poco de descanso mental y físico. Su salud era indispensable para que estuviera en condiciones de afrontar los demandantes cuidados que su hijito requería, más sabiendo que podrían ocurrir cosas peores. Debía arreglarse, reanudar su vida íntima con David y dormir con él. Puse especial cuidado en recomendarle que evitara poner demasiada presión en su esposo, ya que, desde mi muy particular punto de vista, él me parecía más vulnerable que ella: David sufría mucho y estaba descuidando su salud.

Un mes después, desafortunadamente, mi predicción se hizo realidad: me enteré de que David había muerto de un infarto. Samuelito falleció tres meses después.

Transcurrió un año cuando recibí una inesperada visita en mi consultorio. Era una versión nueva de Raquel: se veía feliz, rejuvenecida, sonriente, bien maquillada y muy bien vestida. Había decidido reinventarse y estudiar medicina. Recurría a mí para solicitar una carta de recomendación; venía acompañada de un hombre joven bien parecido…

Los seres humanos nacemos con distintos grados de fortaleza emocional y psíquica, y eso explica que algunas personas sobrevivan a situaciones estresantes y otras no lo hagan. El problema es que, en tiempos críticos, los humanos buscamos ayuda y nos apoyamos en otras personas, sin percatarnos de que ellas pueden ser más vulnerables.

LA RELACIÓN DEL CIRUJANO CON LOS PADRES

La buena relación entre los padres y el cirujano es un aspecto muy importante en el manejo de pacientes pediátricos. Padres y cirujanos integran un equipo y colaboran con una meta común: la curación del paciente, donde el jefe, líder y responsable del grupo es el cirujano. La respuesta emocional de los progenitores de un niño o niña que sufre de una malformación congénita es muy variable, ya que es consecuencia de muchos factores, tales como su grado de educación, su temperamento o cultura, las problemáticas del hogar y la situación económica. Todo ello determina su actitud y conducta hacia el médico tratante. Algunos son amables, educados, comprensivos y cooperadores, lo que facilita la labor de los especialistas. Tristemente, puede ocurrir que los padres sean poco educados o cooperadores, o bien, que sean irascibles y sufran de cierto grado de paranoia y escepticismo en relación con la medicina en general. Esto puede deberse a eventos adversos que hayan sufrido: complicaciones o malas experiencias al tratar con médicos poco profesionales.

Por su parte, el cirujano debe ser inmune a las posibles respuestas negativas o agresivas de parte de los padres. Nosotros los cirujanos solo afrontamos un caso más y, aunque nos involucramos e incluso nos dolemos, nunca podemos ni debemos comparar nuestro nivel de preocupación y sufrimiento con el de los padres. Esto nos permite ser más objetivos en nuestros juicios, así como más prudentes y amables en nuestro comportamiento. Bajo ninguna circunstancia se justifica que el cirujano responda de forma agresiva ante los altibajos emocionales de los padres; debe emplear sus conocimientos, su empatía y su capacidad humana para ayudar al paciente y mantener una buena relación con los progenitores.

Esther

Esta pequeñita nació en Nueva York y fue diagnosticada con cloaca[2]. La colostomía de Esther se realizó en un hospital de Manhattan y, después, la pequeña fue referida a mí al Schneider Children's Hospital de Long Island, Nueva York, para repararle la malformación. Los padres formaban parte de una prominente firma de abogados bien conocida en la ciudad. Para algunos cirujanos, este antecedente es inquietante: temen una demanda en caso de que el paciente sufra de una complicación y, por ello, se rehúsan a tratar pacientes hijos de abogados; prefieren referirlos a otro colega.

Cuando Esther tenía cuatro meses, tuve el privilegio de intervenir su malformación en una cirugía que duró ocho horas, con cuyo procedimiento quedé satisfecho. Al terminar la operación, di instrucciones al anestesiólogo y al residente para que la niña pasara a terapia intensiva, no porque estuviese grave o hubiese sufrido alguna complicación, sino porque

2 | Las niñas con esta malformación tienen un solo orificio en el periné. Recordemos que una niña debería tener tres orificios separados: la uretra, la vagina y el ano. La primera reparación total de esta compleja malformación fue llevada a cabo por el autor en 1982.

tenía cuatro meses de edad y había estado anestesiada durante ocho horas, lo que la exponía a sufrir un paro respiratorio en las horas posteriores[3].

Me fui a mi casa, pero a las cuatro de la mañana recibí una llamada urgente: mi paciente tenía un problema grave. Me fui de inmediato al hospital y encontré que la niña estaba intubada y conectada a un respirador; lo más grave era que presentaba daño cerebral. De inmediato empezamos a reconstruir los hechos para conocer la causa de su complicación. Se aclaró que, después de que yo saliera de la sala de operaciones, el residente inició los trámites para transferir a la pequeña a la sala de terapia intensiva de acuerdo con mis instrucciones, pero el anestesiólogo dijo que no era necesario, ya que, según él, «la niña estaba respirando perfectamente». La opinión del anestesiólogo prevaleció sobre la del residente y la pequeñita fue enviada al piso general sin consultarme. Se le asignó una cuna en un cuarto con ocho lactantes, donde la amorosa madre insistió en quedarse sentada al lado de la cuna de su niña durante toda la noche. Las enfermeras apagaron la luz del cuarto y se fueron al puesto de enfermeras. La madre de Esther se quedó dormida en su silla junto a la cuna de su bebita. A medianoche, despertó porque dijo haber escuchado, con el oído de una madre preocupada, unos «ruidos raros». El cuarto estaba oscuro; la madre gritó y las enfermeras acudieron: encendieron la luz y encontraron a Esther cianótica y con movimientos que parecían convulsiones. Sonó la alarma: médicos de anestesia y de terapia intensiva acudieron al sitio y procedieron a intubar y ventilar a la paciente, quien fue trasladada a la unidad de terapia intensiva a donde debió haber sido enviada al salir de la sala de operaciones.

3 | Es bien conocido que los bebés sometidos a procedimientos quirúrgicos prolongados tienen un alto riesgo de sufrir paros respiratorios durante la recuperación.

Muy pronto nos percatamos de que la niña tenía daño cerebral. Tristemente, el daño fue severo y permanente. La madre lloraba inconsolablemente y se culpaba de lo ocurrido por haberse quedado dormida. Intentamos infructuosamente convencerla de que no era su culpa. Como era de esperarse, la firma de abogados de la familia demandó al hospital por quince millones de dólares y, también como era de esperarse, ganó la demanda. La pena de la tragedia permanece en mi mente.

Cuando ocurre una demanda médica, generalmente se incluye en la acusación a los médicos, a las enfermeras y a todo aquel que tuvo alguna participación en el caso. En esta ocasión, pasaron los meses y nunca recibí una notificación o una orden para presentarme a declarar. La familia tuvo cuidado especial en no involucrarme legalmente en el caso, lo cual agradecí cumplidamente.

Puedo decir con orgullo que, durante los sesenta años de mi práctica profesional, nunca fui demandado legalmente, a pesar de haber sufrido, como todos los cirujanos, complicaciones y fallecimientos. Estoy convencido de que los padres, y las madres en especial, tienen la capacidad de detectar el interés auténtico o la falta de este del médico en el beneficio del enfermo. Es un factor muy importante que influye en la mente de los padres para demandar a un cirujano. Creo que el secreto para evitar las demandas radica en:

- mantenerse involucrado, emocionalmente y con sinceridad, con nuestros pacientes y sus padres;
- siempre decir la verdad: no debemos infravalorar la inteligencia de los padres, por lo que nuestras explicaciones de lo ocurrido deben ser claras y veraces;

- entre más grave es el problema del paciente, más cerca debemos permanecer de la familia;
- nunca rehuir a los padres.

LOS NIÑOS, LAS MADRES Y LA POLÍTICA INTERNACIONAL

Putin

En San Petersburgo (entonces Leningrado), Rusia, en 1985 y tras nueve meses de gestación, nació el hijo de una pareja joven —el padre era un burócrata de nombre Jacobo y la madre, un ama de casa llamada Victoria—, quien formaba un matrimonio estable. Sin embargo, una apreciación más acuciosa muy probablemente nos habría inducido a concluir que Victoria no solo era muy bonita, sino que además era más inteligente y ambiciosa que su esposo. El nacimiento de su hijo esclareció más esta apreciación.

Victoria tenía diecisiete años cuando se casaron. A los pocos meses, quedó embarazada. Cuando nació el niño, por razones que desconozco, los padres decidieron dar a su hermoso descendiente el nombre de Putin (sin ninguna relación con el dictador). Debemos recordar que Putin es, en realidad, un apellido; en el caso que nos ocupa, fue empleado como primer nombre. El bebé parecía sano hasta que, dos días después, las enfermeras reportaron que el abdomen del niño estaba muy distendido y había vomitado. Fue entonces cuando uno de los neonatólogos decidió examinarle el ano y encontró que solo había un orificio pequeñísimo por donde salía materia fecal líquida a presión. Los cirujanos pediatras decidieron que el problema se resolvería con una operación llamada anoplastia.

Jacobo y Victoria no tuvieron otra alternativa y aceptaron que se llevase a cabo la intervención, que duró tres horas y con cuyo resultado los cirujanos expresaron su satisfacción, pues dijeron que «todo había sido un éxito». Después de cinco días, Putin fue dado de alta. Los padres se sintieron aliviados de que su hijo hubiese salido con bien de la intervención quirúrgica. Días después, ya en casa, Victoria observó que Putin expulsaba un líquido claro a través del ano; cuidadosamente, como madre amorosa, lo examinó y esperó un par de días para confirmar que su observación era real. Quedó convencida de que se trataba de orina. Cuando Jacobo regresó del trabajo, se enteró por su esposa de lo que ocurría y de inmediato acudieron al hospital gubernamental donde Putin había sido intervenido. Intentaron hablar con el cirujano que había operado a su hijo, pero les informaron que estaba de descanso y, por tanto, tuvieron que entrevistarse con otro médico. El nuevo especialista expresó su sorpresa al escuchar la versión de Victoria y dijo:

—Yo creo que debe observarlo unos días más para estar segura de que lo que le sale por el ano se trata de orina.

Jacobo permaneció callado, pero Victoria, madre al fin, de inmediato reaccionó y comentó:

—Yo no creo que debamos observar a mi hijo por más días; yo estoy segura de lo que estoy diciendo. Si usted no quiere revisar a mi hijo, consultaré con el director del hospital.

Ante esta amenaza, proveniente de una madre preocupada y enojada, el cirujano accedió a examinar al bebé y ordenó ciertos exámenes. Asimismo, decidió que Putin fuese internado para mantenerlo en observación. Un día después tanto los doctores como las enfermeras se convencieron de que la versión de Victoria correspondía a la realidad: Putin estaba eliminando la mayor parte de su orina por el ano. Guiada por su sentido común, Victoria comprendió que la comunicación entre el recto y el tracto urinario había sido causada por la intervención quirúrgica que le habían practicado anteriormente en ese mismo hospital, ya que Putin no tenía tal problema antes de la operación.

Habiendo reconocido que el niño presentaba una comunicación anormal entre el recto y las vías urinarias —muy probablemente la uretra—, los cirujanos les ofrecieron a los afligidos padres una nueva operación para tratar de cerrarla. Victoria y Jacobo regresaron a su casa justificadamente angustiados. Jacobo trató de consolar a Victoria, quien se desbordaba en lágrimas.

—Todo va a salir bien —decía Jacobo mientras tomaba la mano de Victoria, pero no lograba consolarla.

Esa noche Victoria no pudo dormir. A la mañana siguiente, Victoria explotó emocionalmente y dijo:

—Mi hijo no va a ser dañado más en ese horrible hospital. Yo me voy de este país.

Jacobo trató de disuadirla ante la imposibilidad, pero no logró su objetivo.

La cirugía pediátrica en Rusia en esos años (desconozco cómo sea ahora) era sumamente deficiente, a juzgar por los pocos casos que me tocó conocer, así como también las escasas presentaciones y publicaciones de cirugía pediátrica procedentes de la Unión Soviética. En su país y durante aquella época, se tenían muy pocas opciones en cuanto al tratamiento de infantes. Quizá sea mejor decir que tenían una sola opción: recurrir a la medicina gubernamental.

La propaganda del gobierno comunista alardeaba de los «grandes progresos científicos y médicos del país». Y lo que decía el gobierno era «verdad» por definición… Pero por encima de cualquier propaganda política, siempre ha existido el sentido común, el amor materno y la ilimitada capacidad de ellas de proteger a sus hijos. Los inexpertos jóvenes padres se sintieron devastados. Victoria experimentó una gran desilusión y frustración al enterarse de la complicación de su hijito, pero no se resignó a permitir que fuese sometido a otra operación más. La experiencia había sido muy desagradable y ella no quería regresar a esa institución. Sin saber medicina ni cirugía pediátrica, guiada solamente por su intuición, Victoria comenzó a investigar y a aprender sobre las malformaciones anorrectales. Asistió a bibliotecas, leyó revistas, platicó con una amiga que había estudiado medicina; averiguó sobre los tratamientos disponibles en otros países y sobre los sitios donde estos pacientes podían recibir la mejor atención.

Mientras, Jacobo se limitaba a observar la frenética actividad de su esposa y, ocasionalmente, hacía un comentario impregnado de pesimismo o mal sentido del humor en relación con «las fantasías de Victoria», quien insistía en que Putin merecía ser operado en una institución con mayor experiencia. Su investigación fue ardua, intensa y prolongada, pero al final concluyó que debía llevar a su hijo a un hospital de Nueva York llamado Schneider Children's Hospital para que fuese operado por mí. Jacobo trataba de condescender con Victoria y no la contradecía, pero tampoco contribuía mucho a lograr su meta. Creyó que Victoria deliraba cuando empezó a planear un viaje que parecía fantasía; trató de convencerla de permanecer en Leningrado. Victoria, en tanto, impulsada solo por su intuición y sentido común, concluyó que no permitiría que su adorado tesoro fuese operado en Rusia.

La pareja debió afrontar enormes obstáculos para lograr el objetivo de Victoria. Quizá el más difícil de vencer fue salir de Rusia, el segundo era su limitación económica y el tercero era obtener una visa para entrar a los Estados Unidos. Nada de esto logró intimidar a la joven madre. El viacrucis duró todo un año, pues el viaje desde Rusia hasta los Estados Unidos tuvo que llevarse a cabo por partes: pasaron temporadas obligatorias en otros países europeos, donde sobrevivieron gracias a organizaciones filantrópicas, o bien, amigos de amigos a los que recurrían. Finalmente, un día, en forma por demás intempestiva, sin cita ni aviso previo, la pareja rusa y Putin se presentaron en mi oficina, en Long Island, Nueva York, para solicitar verme.

Su inglés era muy limitado, pero logré entender lo esencial de su dramático relato. Me impresionó la belleza de la madre de Putin. Por fortuna, aunque el bebé requería de una reoperación —cuyos resultados nunca son igualmente positivos a los que se obtienen en la primera intervención—, la malformación original tenía un buen pronóstico funcional. Esto significaba que, si Putin hubiese sido sometido a una reparación técnicamente correcta, habría tenido como resultado una función intestinal normal. Por eso se dice que «los niños con malformaciones anorrectales tienen solo una primera y única oportunidad de tener buenos resultados».

Por obvias razones, la pareja no tenía dinero, pero su historia era lo bastante dramática para conmover al más rígido de los administradores hospitalarios. Afortunadamente, el hospital había sido fundado gracias a la generosidad de un exitoso hombre de negocios: el señor Schneider. Puedo decir que me quedé impresionado por la casi épica historia de la pareja y, por ello, me propuse hacer todo lo posible para que la administración del hospital me permitiera operar a Putin sin costo alguno.

En las siguientes semanas y meses, debimos manejar el problema de la constipación que se presenta con mucha frecuencia en niños con malformaciones anorrectales; para ello prescribimos una dieta laxante que no incluyera alimentos que la producen, tales como la manzana y el plátano. La madre de Putin, sonrojada, me dijo que el problema era que, desde su llegada a los Estados Unidos, Putin comía solamente plátanos mañana, tarde y noche. En Rusia nunca había probado esa fruta, porque no había; al llegar a los Estados Unidos, la descubrió y se volvió adicto a ella.

Victoria aprendió inglés en un tiempo sorprendentemente breve y decidió estudiar enfermería. Muy pronto era ya ciudadana estadounidense y una excelente enfermera de la unidad de terapia intensiva de nuestro hospital. Putin se convirtió en un joven ciudadano estadounidense, bien parecido y muy inteligente.

Rosana

El parto de Rosana ocurrió en La Habana, Cuba, en un hospital del gobierno de Fidel Castro. La partera expresó su satisfacción y dijo que la niña era normal y estaba «muy sanita». Los padres decidieron llamarla Rosana, como su abuela.

La familia vivía en uno de esos caserones palaciegos de La Habana prerrevolucionaria, el cual había pertenecido a la familia de Manuela, la mamá de Rosana. A pesar del descuido al que habían sido sometidas dichas viviendas, uno podía ver remanentes de elegancia en las construcciones; una elegancia que, a pesar del abandono, parecía negarse a ser destruida. El gobierno comunista había expropiado la mansión y la había convertido en tres departamentos difícilmente habitables; «magnánimamente», le concedió a la pareja habitar uno de estos: el tercer piso de la que había sido su casa. No fue fácil para la familia de Manuela vivir recordando lo que había sido la elegante sala de la planta baja, ahora convertida en un sucio departamento y habitada por una familia con tres adultos y cinco niños. El segundo piso también estaba habitado por otra familia numerosa.

El padre de Rosana y esposo de Manuela, Felipe, era hijo de una prominente familia y amigo de los propietarios originales de la casa. Obligados —él y Manuela— por el gobierno de Castro, Felipe se había resignado a ocupar con su esposa e hija el tercer piso. Para las familias pobres que habitaban los dos pisos inferiores, su nueva habitación significaba un cambio muy positivo. Al contrario, para los padres de Rosana, había sido casi una tragedia. Felipe se quejaba diariamente con su esposa del descuido y la falta de aseo de las familias proletarias que ocupaban los pisos inferiores. Le era difícil imaginar qué dirían sus padres si viesen el estado en que se encontraba la que había sido su hermosa casa, una obra que ellos consideraban el «bien merecido producto de su arduo trabajo de toda una vida». Los agobiados padres de Felipe y Manuela habían muerto poco después de triunfar la Revolución cubana; Felipe daba gracias a Dios por su deceso. «Por fortuna, no vieron la tragedia que vive Cuba», se repetía con frecuencia.

Días después del parto, la pareja regresó del hospital. Manuela notó que la niña sufría de distensión abdominal, vómitos frecuentes y, además, pujaba mucho para evacuar su intestino. Manuela, poseída por la obsesiva preocupación y curiosidad que solo las madres ostentan, se tomó el tiempo para observar cuidadosamente el momento preciso en que Rosana empezaba a pujar, pues sabía que la evacuación se aproximaba. Se mantuvo atenta a observar la salida de la materia fecal. ¡Qué impresión sufrió cuando notó que las heces salían de la vagina de la niña: no tenía ano! Horrorizada, Manuela se dirigió con su marido y lo invitó a que viese lo que estaba pasando. Felipe, a regañadientes, aceptó ser testigo del evento, que le pareció grotesco, pero también quedó profundamente impresionado cuando confirmó que la materia fecal salía por la vagina de la pequeñita.

De inmediato, alarmados, llevaron a su preciado tesoro al hospital de la comunidad. Al llegar, les dijeron que, en virtud de que el problema de su hijita «no era urgente», la siguiente cita para que un médico la viese era dos semanas después. Felipe y Manuela, jóvenes y sanos, no habían tenido necesidad de requerir los servicios de las instituciones de salud del nuevo régimen. Ellos pensaban que el cambio de régimen político ya les había causado suficientes contrariedades; sin embargo, un problema más grave los sorprendió: ahora afectaba lo más preciado que tenían. Desconsolados e irritados, regresaron a su casa y dialogaron sobre cómo podrían conseguir que la niña fuese vista por un médico ese mismo día. Ya habían escuchado que, en el nuevo régimen comunista, algunos doctores eran susceptibles de ser «convencidos» de prestar servicios «preferenciales» y expeditos mediante un pago que debía efectuarse «por debajo de la mesa». Felipe salió de su casa muy molesto y sin decir adónde iba. Se dirigió a la casa de un amigo, a quien le planteó el problema, y consiguió que le prestara un poco de dinero. Después se dirigió a la morada de un conocido usurero[4], a quien le solicitó un préstamo dejando como prenda el preciado reloj de oro que le había regalado su padre.

Felipe, Manuela y Rosana acudieron nuevamente al hospital. Esta vez iban preparados: llevaban dos sobres con billetes. El primero se lo dieron a la enfermera que daba las citas mientras le decían en voz alta que este contenía la nota del médico general que había visto a Rosana. La enfermera solo lo entreabrió y de inmediato pasó a la pareja y a la niña con el médico, quien también abrió a medias el sobre; cuando se percató del contenido, pidió que colocasen a la pequeñita sobre la mesa que usaba para examinar a los pacientes pediátricos. Una vez que se dio cuenta del defecto de la niña, sugirió que la llevasen al hospital de especialidades, donde sería vista por un cirujano, amigo de él, que operaba infantes. Atinadamente, Felipe había guardado parte del dinero que consiguió con el usurero y lo había puesto en un tercer sobre.

En el hospital de especialidades, pidieron ver al doctor designado; arguyeron que llevaban un mensaje de su colega médico general. El cirujano vio a la niña y dijo que tenía una malformación en el ano que requería de una intervención quirúrgica.

—Tenemos muchísimo trabajo —sostuvo el doctor—. Probablemente encontremos un espacio en la sala de operaciones dentro de tres meses —dijo con cara seria.

4 | Los usureros existen en todas partes donde haya humanos y siempre obtienen ventaja, independientemente del tipo de gobierno, es decir que son como los gatos: uno los lanza al aire y siempre caen parados.

De inmediato, Felipe sacó el sobre correspondiente y, al tiempo que se lo entregaba al médico, le dijo:

—¿Sería posible encontrar una fecha más próxima?

El doctor entreabrió el sobre, lo metió en el cajón de su escritorio y dijo:

—Por favor, espérenme unos minutos. Voy a ver qué puedo hacer para ayudarlos.

Diez minutos después regresó sonriente y dijo:

—Estamos de suerte: se acaba de cancelar un caso que estaba programado para el próximo lunes.

—Muchas gracias, doctor —contestaron los amorosos padres.

Rosana fue admitida en el hospital un día anterior a la operación y le administraron un laxante para «limpiar su intestino y evitar infecciones». La intervención duró dos horas y media. El cirujano dijo que todo había salido de acuerdo con lo esperado, que Rosana estaría en el hospital dos días más y después se iría a su casa. Los padres sonrieron y estrecharon efusivamente la mano del doctor en señal de agradecimiento. Muy contentos, pudieron comprobar que la niña evacuaba su intestino sin dificultad.

Al segundo día dieron de alta a la pequeña. ¡Estaban felices! Los padres decidieron festejarse ese día y, a pesar de sus limitaciones económicas, compraron cervezas. Además, vendieron algunos objetos y compraron carne de puerco para hacer el famoso lechón tradicional de las familias acomodadas de «la Cuba de antes». También invitaron a dos parejas que eran sus mejores amigas. Sufrían muchas restricciones, pero habiéndose recuperado la personita más querida de su vida, todas las limitaciones económicas y problemas burocráticos se antojaban poco significativos.

Al quinto día de la operación, la niña lloró mucho al evacuar y, al cambiarle los pañales, Manuela notó que había sangre. Al limpiarla, se percató de que todas las suturas de la operación se habían despegado: la herida estaba totalmente abierta y la materia fecal, mezclada con purulencia, escurría por en medio de los tejidos sanguinolentos. A gritos pidió ayuda y Felipe acudió de inmediato. Ambos abrazaron a su hijita y lloraron angustiados. Rápidamente la llevaron al hospital donde había sido operada. Encamaron a Rosana y el doctor trató de calmar a los angustiados padres diciéndoles que la niña recibiría antibióticos y curaciones diarias de la herida, que se recuperaría y todo «estaría bien».

Contrario a lo que el médico había prometido, el proceso de recuperación fue largo y doloroso. Rosana recibía antibióticos y las enfermeras lavaban diariamente la herida con agua y jabón. Las curaciones eran particularmente dolorosas para la niña y no menos angustiantes para los padres, que contemplaban con horror los tejidos sangrantes revueltos con materia fecal. Después de un mes, la herida había cicatrizado y Rosana evacuaba, pero el aspecto de su periné (la región anatómica que incluye la vagina, la uretra y el recto) era muy diferente a lo que los padres sabían de la anatomía de una niña normal, por no decir que era horrible. Ambos preguntaron reiteradamente cuál era el siguiente paso, pero los médicos contestaron que deberían estar agradecidos porque la niña ya evacuaba y orinaba, lo cual era el «objetivo inicial de la reparación». En relación con lo estético, «eso es totalmente secundario, nadie va a verla», dijeron, con lo que demostraron su falta de empatía y humanismo.

Cuando dieron de alta a la niña, sus padres, desconsolados, la llevaron a casa. Nada los reconfortaba; no podían dejar de pensar en el futuro de su adorada hija: su continencia fecal y urinaria, su futura función sexual, además de las repercusiones psicológicas que padecería Rosana. Rodeados de familiares y amigos, hubo quien sugirió que viesen a un cirujano de otro hospital. Angustiados, Felipe y Manuela acudieron a otro centro médico del gobierno que, según decían, «era muy bueno"»; por supuesto, bien adoctrinados, ya llevaban consigo el sobre correspondiente.

El cirujano que vio a la niña les ofreció operarla por segunda vez. Por la noche, los inconsolables padres no pudieron dormir tratando de decidir cuál era el mejor camino a seguir. No llegaron a ninguna conclusión. Por la mañana, somnolientos y tristes, desayunaron sin dirigirse la palabra. Al terminar, inesperada y bruscamente, Manuela, casi vociferando, dijo enfáticamente:

—Nos vamos de este maldito país. —Felipe se quedó estupefacto y no supo qué expresar—. No quiero que sigan dañando a mi hija.

—Cálmate, mi amor —contestó Felipe.

—No me calmo y te juro que me voy de esta maldita isla. Me voy contigo o sin ti.

Felipe se quedó impresionado y no se atrevió a decir palabra. Compartía con su esposa el sufrimiento por su hija, así como el enojo por el daño que le habían causado; pero, hombre al fin y cabeza de familia, vislumbraba los grandes riesgos y dificultades que implicaba intentar escapar de Cuba.

Durante los siguientes días, Manuela comenzó a averiguar con las mujeres del vecindario con quién, dónde y cómo se hacía para salir de la isla de forma secreta. Había escuchado que algunas personas escapaban rumbo a Miami en lanchas pequeñas. También supo que intentar semejante aventura era muy peligroso, ya que el gobierno los podría descubrir y serían recluidos en la cárcel por tiempo indefinido. De igual manera, era muy peligrosa la travesía, ya que se llevaba a cabo en lanchas muy deficientes y sin equipo de navegación.

—No importa —decía Manuela—. Prefiero ahogarme en el mar con mi hija que seguir viviendo en este muladar sin esperanzas de mejoría. Quiero que mi hija crezca en un ambiente apropiado y que reciba un tratamiento adecuado para que tenga un futuro feliz.

Felipe guardaba silencio. Le preocupaban mucho los riesgos y posibles complicaciones del plan de Manuela. Por supuesto, no la dejaría irse sola. «Si nos vamos a morir, nos moriremos juntos», se repetía. Empezaron por averiguar, con la máxima discreción, con quién debían hablar del asunto. Después de múltiples entrevistas secretas, alguien les confió el nombre de una persona clave para llevar a cabo la gran empresa: don Martín. No fue fácil localizarlo y menos aún lograr hablar con él. Para llegar hasta dicho personaje, tuvieron que pasar varias pruebas. Todas las personas a las que se dirigían al principio decían que no sabían nada de ese señor y se negaban a hablar del asunto. Poco a poco, con sonrisas, con pruebas de amistad y, por supuesto, con dinero fueron venciendo las múltiples barreras que protegían al famoso, misterioso y deseado personaje.

Finalmente, después de unos meses, vieron «la luz al final del túnel» cuando uno de sus contactos les prometió que muy pronto verían a don Martín. Los citaron en un pequeño tendejón, donde conocieron al Cuyo, quien los condujo a un parque donde les presentó al Pichi, un joven humilde y mal vestido. A cada uno de los intermediarios hubo que darles una cantidad de dinero previamente establecida. Ninguno contestaba preguntas; simplemente decían: «Síganme». El Pichi los hizo abordar un automóvil viejo y, una vez dentro, les indicó que se agacharan y les vendó los ojos. Después de un recorrido de unos treinta minutos, descendieron del vehículo y caminaron hasta un lugar donde se les indicó que se sentaran. Les quitaron la venda de los ojos y se encontraron frente a un hombre maduro de aspecto mulato, con anteojos y de apariencia tranquila.

—¿Así que ustedes quieren irse a Miami? —preguntó.

—Así es, señor —dijo Felipe.

—Tenemos una hija con un problema médico grave… —intentó decir Manuela, pero fue interrumpida por don Martín, quien dijo:

—Entiendo, entiendo. —Mostrando con ello que no estaba interesado en saber la causa por la que querían salir del país.

—¿Están conscientes de los riesgos? ¿Asumen total responsabilidad por lo que pueda ocurrir? Pueden terminar en la cárcel, o bien, morir en medio del mar. Además, pueden terminar encarcelados en los Estados Unidos. Nosotros no tenemos acceso ni influencia sobre el Departamento de Migración del país. Al llegar a Miami, si es que llegan, ustedes son responsables de su suerte. ¿Entendido?

Los padres asintieron con un movimiento de cabeza.

—Muy bien —dijo don Martín—. Yo cobro diez mil dólares (entiéndase dólares, no pesos cubanos) por el servicio. Además, las dos personas encargadas de la lancha cobran cinco mil dólares. El dinero debe entregarse una semana antes del viaje. El próximo es dentro de un mes. El Pichi les dará instrucciones en relación con el dinero: dónde y cómo pagarlo —externó Don Martín al tiempo que se levantaba de su asiento y les extendía la mano para despedirse.

Les vendaron nuevamente los ojos y los condujeron a un automóvil. Después de quince minutos, les ordenaron que descendieran del vehículo y les quitaron el vendaje de los ojos. Manuela y Felipe se encontraron en un paraje desconocido, así que caminaron en dirección al área que parecía mejor iluminada hasta llegar, después de una hora, a una zona conocida. Una vez en su casa, se sentaron uno frente al otro, sin hablar.

—¿Qué hacemos? —dijo Manuela con lágrimas en los ojos.

—No te preocupes, mi amor —contestó conmovido Felipe—. Si es necesario, venderemos hasta el alma al diablo, pero de que nos vamos, nos vamos.

Manuela respiró hondo, sintiéndose al fin plenamente apoyada por el padre de su adorada hija. Los días siguientes fueron muy agitados: la pareja buscaba dentro de la casa toda clase de objetos que tuviesen algún valor y salían disimuladamente a venderlos. Por la noche, se sentaban en la cama para contar el dinero recaudado. El tiempo corría, el plazo se acercaba y la angustia aumentaba. Mientras esto ocurría, Rosana crecía y sonreía cada vez más. Después de contar el dinero recolectado, ambos padres abrazaban y besaban a la niña, mojando su carita con sus lágrimas. Felipe, perteneciente al «sexo fuerte», se rehusaba a ver los genitales de la niña; sentía horror. Manuela, perteneciente al «sexo débil», se encargaba de la limpieza y cuidado de tan espantosa herida.

Cuando faltaba una semana para la fecha señalada para la entrega del dinero, el Pichi se presentó sin anunciarse a fin de recordarles que, de no pagar la cantidad acordada en el día convenido, no tendrían acceso a la lancha que saldría a las cuatro de la mañana de un sitio que se les indicaría posteriormente. La pareja remató todo lo que tuviese algún valor, incluyendo sábanas, platos, recuerdos familiares, anillos, medallas e imágenes religiosas. Dos días antes de la fecha convenida, ya habían logrado acumular el dinero solicitado, y además contaban con un poco más de mil dólares, que esperaban les permitieran sobrevivir unos días en Miami. También tenían algunos nombres de cubanos que habían logrado llegar a Miami y que quizá podrían ayudarlos, ya que eran conocidos o amigos de sus padres.

Dos días antes de la partida, se presentó el Pichi para recibir el dinero. Felipe y Manuela se lo entregaron, invadidos de preocupación, pues no tenían ninguna garantía y ese capital era todo lo que poseían. El Pichi les indicó el sitio al que deberían presentarse a las tres de la mañana; solo podían llevar una mochila cada uno. Llegaron al lugar señalado y les hicieron un espacio en la batea de una camioneta, donde seis personas más iban a bordo. Solo se saludaron tímidamente y guardaron silencio. El vehículo los condujo a un lugar desconocido junto al mar, donde vieron la lancha que supuestamente los llevaría a la libertad y a la curación de su hijita. Además de ellos, los seis pasajeros y dos «marineros» se apretaron a bordo.

Todavía no amanecía; los «marineros» eran los únicos que hablaban entre sí, pues los demás permanecían callados, guardando para sí sus angustias y esperanzas. Sabían que el primer gran obstáculo era evadir la vigilancia de las autoridades costeras del gobierno comunista de Cuba. Las mujeres rezaban. Felipe había consultado un mapa y estimaba que la distancia entre La Habana y la parte más cercana de La Florida era de aproximadamente doscientos treinta kilómetros, dependiendo de la parte de la península que considerasen. Los «marineros» estimaban que les llevaría entre dieciocho a veinticuatro horas llegar a su destino. Manuela rezaba constantemente al tiempo que abrazaba a su adorada hija. Cuando ya el sol resplandecía, algunos pasajeros dijeron que se sentían mal y vomitaron; los demás voltearon la cara para no verlos. Cuando el mar estuvo más calmado, algunas personas sacaron comida de sus mochilas y compartieron sus alimentos. Cuando el mar estaba en calma, las personas intercambiaban algunas palabras; por el contrario, cuando el mar estaba agitado, todos guardaban silencio y probablemente rezaban.

Felipe notó que los supuestos marineros improvisados llevaban una brújula y discutían con frecuencia en voz baja asuntos relacionados con la ruta a seguir. Durante la travesía, vieron a la lejanía algunas naves de distintos tamaños y los pasajeros fueron obligados a agacharse para no ser vistos. Cuando llegó la noche, todo se volvió sombrío. Los «marineros» actuaban como si supieran hacia dónde se dirigían, dialogaban entre ellos de forma sigilosa; no deseaban que los pasajeros supieran de qué hablaban.

Manuela abrazaba a su hijita contra su pecho; sentía que la amaba más que nunca, la veía dormir y la besaba en la frente. Después veía las estrellas y, a pesar de los peligros, sentía que reinaba la paz en su corazón. Felipe no podía ocultar su preocupación; se sentía responsable de la aventura. De pronto sentía la mano impregnada de ternura de Manuela, que tomaba la suya, y con ello calmaba su angustia.

De repente, en el negro horizonte, apareció un tenue manto luminoso, que fue haciéndose más intenso hasta que aparecieron los primeros rayos del sol radiante. Los cubanos que hasta entonces mostraban angustia y preocupación percibieron la mañana como un signo positivo de su nueva vida, una vida con libertad… Una hora más tarde, una de las personas dijo: «¡Tierra!» y todos alcanzaron a ver en el horizonte una tenue franja verde, ¡era Florida! La lancha se acercó lentamente para que los «marineros» pudiesen ver mejor las características del lugar y recorrió el borde de la costa a baja velocidad para que el motor hiciera el mínimo ruido. Buscaban una señal específica, previamente convenida; muy pronto notaron un objeto luminoso en la playa y el bote se dirigió hacia esa dirección. Cuando estaban ya a unos cincuenta metros de la playa, aparecieron unos hombres, conocidos de los «marineros»; a juzgar por su acento, se podía afirmar que eran cubanos. La lancha se acercó aún más hasta que los pasajeros pudieron desembarcar con el agua a la cintura. Los «marineros» entregaron un sobre a los dos hombres de la playa, el cual contenía la cantidad acordada por sus servicios.

Guiaron a los pasajeros unos cincuenta metros entre la maleza; ahí encontraron una camioneta vieja, a donde los apretujaron a todos. La camioneta ostentaba en su portezuela unas palabras que la identificaban como parte de una compañía de plomería. Los cubanos locales explicaron que los dejarían a las orillas de Miami y ahí daban por terminados sus servicios… y así lo hicieron. Los cubanos ahora ilegalmente exiliados se encontraron en una lejana calle de Miami, donde se despidieron y se desearon buena suerte.

Felipe y Manuela llevaban consigo varios teléfonos y direcciones de quienes habían sido amigos de sus padres en Cuba antes de la revolución. Después de dos horas de caminata, abordaron un taxi; el conductor hablaba español y era cubano, por lo que se sintieron con la confianza de platicarle sus aventuras. Nada de eso era nuevo para el taxista, quien había vivido una historia muy similar. Los llevó a la primera dirección; desafortunadamente, las personas que buscaban ya no vivían en ese sitio. Por fortuna, el taxista se compadeció de ellos y se ofreció a llevarlos a la siguiente dirección sin costo extra. Ahí tuvieron la suerte de encontrar a una pareja de viejos exiliados cubanos, quienes sonrieron al saludarlos. Fue la primera sonrisa que vieron en la que ellos pensaban era una «tierra prometida».

La pareja les ofreció comida, que disfrutaron enormemente. Después del alimento, los viejos les explicaron que su situación económica era realmente precaria, por lo que podrían alojarlos en su humilde morada solo por unos días. Felipe y Manuela entendieron perfectamente y expresaron su gratitud sincera. Después, sintieron la confianza de compartirles a sus bondadosos anfitriones la razón principal por la que habían escapado de Cuba. Se atrevieron a mostrarles la horrible zona operada de la pequeña Rosana. Con ello, los viejos quedaron profundamente impresionados y se ofrecieron a llevarlos al día siguiente al consultorio de un viejo médico cubano, quien a pesar de no tener licencia médica se encargaba de aliviar las dolencias propias de su edad.

La consulta se llevó a cabo y el médico, también impresionado por la historia, no les cobró, pero les recomendó que llevaran a la pequeña a un gran hospital muy famoso de Miami, donde, dijo, los atenderían como indigentes o exiliados políticos. En esa época, el gobierno de Estados Unidos recibía a los cubanos que escapaban de la isla bajo el calificativo de «exiliados políticos». Así fue como, en el enorme hospital universitario donde Rosana fue examinada, la trabajadora social, también de origen latino, los ayudó a que regularizaran sus papeles y obtuviesen el seguro de salud que el gobierno otorgaba a los indigentes. En el hospital los condujeron al servicio de cirugía pediátrica, donde les ofrecieron una reoperación para Rosana, pero sin garantías de que la niña lograse tener continencia fecal cuando creciese[5]. Esto no les causó una buena impresión.

Después de unos días y de acuerdo con lo convenido, Felipe y Manuela, que no querían dar más molestias a la amable pareja que los albergaba, decidieron visitar a otra familia de cubanos exiliados amiga de sus padres. La pareja —que vivía en una zona residencial de gente acomodada— los recibió amigablemente, pues recordaban la buena amistad que habían sostenido con los padres de Felipe. El señor de la casa era ya un empresario exitoso y bien acomodado en la comunidad cubana de Miami. Generosamente y consciente del drama de los cubanos, después de escuchar y tratar de asimilar la dramática historia de la pareja, le ofreció trabajo a Felipe como contador de su empresa, y ayudó a los padres de Rosana a buscar una vivienda decente. La luz empezaba a vislumbrarse «al final del túnel».

5 | Es bien conocido el hecho de que las reoperaciones en casos de malformaciones anorrectales no permiten garantizar que los pacientes tengan continencia fecal. En este tipo de malformaciones, los pequeños pacientes tienen solo una oportunidad: la primera operación, que debe ser realizada con una técnica depurada.

Por las noches, Manuela daba gracias a Dios por estar en este generoso país, pero no podía apartar de su mente la razón principal por la que habían hecho todo el viacrucis: el problema de Rosana. Aprovechando los buenos contactos del empresario, ubicaron a un cirujano pediatra con una excelente reputación. El especialista les inspiró una gran confianza y se ofreció a reoperar a la pequeña Rosana; sin embargo, tras pensarlo bien, les dijo:

—Quiero que sepan que la reparación de su hijita no es una intervención quirúrgica fácil y debe ser practicada por un cirujano con experiencia específica en ese campo. Si fuese mi hija, la llevaría a Long Island, Nueva York, para que la opere el doctor Alberto Peña.

La pareja seguía preocupada por su hija. Ya habían recorrido un gran camino y se habían expuesto a muchos riesgos, habían sufrido mucho e incluso habían gastado todos sus recursos; no podían darse por vencidos ahora, en el último tramo de lo que parecía una «vía dolorosa». Platicaron con el generoso jefe de la empresa donde trabajaba Felipe y le pidieron dinero prestado para el viaje a Nueva York; Felipe le pagaría con su trabajo, que —hasta donde iban las cosas— parecía ser muy valioso, pues se había empeñado en trabajar arduamente para ganarse la confianza de su benefactor.

El empresario les concedió el préstamo y, con la ayuda del cirujano pediatra que los había aconsejado, contactaron con mi oficina. Les pedí un reporte médico y una fotografía de la zona operada de la niña, así como otros estudios para tratar de determinar el futuro pronóstico funcional de su hija, es decir, predecir cuál sería el resultado de la operación. Los estudios se realizaron en Miami y fijamos la fecha de la intervención. En cuanto al hospedaje en Long Island, la familia ocuparía una cómoda habitación en la hermosa Ronald McDonald House[6], anexa al Schneider Children's Hospital.

La operación de la hermosa Rosana se llevó a cabo exitosamente. Asimismo, el resultado funcional y estético fue excelente. Los años transcurrieron; yo recibía mensajes frecuentes y cartas muy halagadoras relativas a la evolución, desarrollo y crecimiento de Rosana y su familia. Veinticinco años después, me invitaron al festejo organizado para celebrar que Rosana había aprobado el difícil examen de la barra de abogados y también recibí una hermosa invitación para asistir a la boda de la guapísima abogada.

6 | Las casas McDonald —situadas en la vecindad de los hospitales pediátricos— son una magnífica obra filantrópica que ha beneficiado y sigue beneficiando a miles de familias sin recursos o procedentes de áreas pobres de Estados Unidos o de otros países. Las construyó la compañía McDonald para las familias de los pacientes y las mantiene la comunidad; son mucho mejores que un hotel.

LA POBREZA

Puede hablarse y escribirse mucho del dolor de los niños enfermos y sus padres. Aun si se tratara de grandes escritores, creo que les sería difícil describir el sentir de estos seres humanos desafortunados. Tristemente, el drama no acaba ahí. No podemos ignorar al grupo humano aún más desafortunado: aquellos que, además de sufrir por la presencia de una malformación congénita, padecen de un grave mal llamado pobreza, que afecta a millones de habitantes. Es un hecho plenamente demostrado que existen inmensas masas de seres humanos que viven en condiciones infrahumanas y a quienes el destino, con su cruel sentido del humor, les hace padecer de malformaciones congénitas con mayor frecuencia que al resto de la población. Además, una gran porción de estas desafortunadas criaturas no tiene acceso a una atención médica general adecuada; menos aún, a una atención especializada como la que se requiere para el tratamiento de las malformaciones congénitas.

La gran mayoría de los países del mundo se declara antirracista y suele presumir de que en su ambiente no existe la discriminación. Creo que esto solo es parcialmente cierto; la vida me dio la oportunidad de tratar por igual a pacientes pobres y ricos, así como de diferentes razas, países y religiones. Es mi impresión que, en ocasiones, los propios médicos aplican diferentes estándares en su cuidado cuando se trata de pacientes con dinero, a diferencia del trato que ofrecen a los pacientes pobres.

Los siguientes relatos, aunque con nombres y, a veces, con lugares ficticios, están basados en eventos reales y son un testimonio del drama de los pacientes menesterosos.

Candelaria y su hijo Demetrio

La pequeña casa era de adobe, con techo de lámina y piso de tierra. Consistía en un solo recinto pequeño que servía de recámara, cocina y comedor. Candelaria y su esposo, Petronio, dormían en un petate. La comida la preparaba ella, quien se sentaba en una pequeña silla de mimbre frente al gran comal donde hervía los frijoles y tostaba los elotes y las tortillas. A un lado estaba el metate, donde Candelaria molía el maíz y los chiles. Otros ingredientes necesarios para cocinar y condimentar la comida los guardaba en latas reutilizadas una vez que estas ya habían cumplido su función. No faltaba, en un lugar cercano al comal, una botella sin etiqueta con un olote como tapón improvisado, que contenía el mezcal que Petronio tomaba antes de comer y, a veces, por la noche.

La defecación y micción se llevaban a cabo en un pequeño espacio entre dos matorrales donde Petronio había cavado una fosa a la que agregaba un poco de cal cada semana. El baño semanal se hacía en otro pequeño espacio, protegido también por arbustos. Ese día, Petronio acarreaba agua de un arroyo cercano hasta llenar una tina, de donde se sacaba agua con jícaras, que hacían a veces de regadera. Candelaria, en señal de obediencia a su esposo, solamente podía bañarse cuando Petronio estaba en la casa. Ella era morena y de piel curtida, sus anchos y callosos pies eran prueba de las largas y abruptas distancias recorridas, en algunas ocasiones, sin sandalias. Sus negros ojos y su mirada intensa mostraban su determinación y energía ancestrales, propias de su raza.

La pareja procreó un hijo. El parto ocurrió en la misma vivienda de la pareja y fue atendido por doña Chona, la «mejor partera de la región», mediante el pago de cuarenta y cinco pesos. El hijo, «por fortuna», fue del sexo masculino (y digo «por fortuna» porque, de no haber sido así, esto habría provocado la ira de Petronio). Inmediatamente después del parto, Petronio se apresuró a verificar, lleno de orgullo, que su descendiente no solo tenía el «equipo» necesario, sino que este fuese del tamaño «adecuado» que lo identificaba como hombre, digno hijo suyo. Esa misma noche compró tres botellas de mezcal e invitó a sus amigos a celebrar.

El niño fue bautizado en el santuario del pueblo más cercano con el nombre de Demetrio. Como un favor especial, el generoso cura solo cobró veinticinco pesos por el sacramento. Por su parte, Candelaria recorrió con ojos de madre todo el pequeño cuerpo de su pequeño hijo, «carne de su carne y sangre de su sangre». Ella, al fin madre, pudo ver lo que Petronio no advirtió: Demetrio tenía algo «malo» en su «pirinola». Sin pedir el consentimiento de su marido, llevó a su hijo al centro de salud de la comunidad. El pasante de medicina que hacía su servicio social en ese lugar confirmó que Demetrio había nacido con una malformación en los genitales, y le aconsejó que lo llevara a Ciudad de México, al Hospital del Niño DIF (antes IMAN y después Instituto Nacional de Pediatría).

Candelaria habló con Petronio a una hora en la que sabía que él tenía mejor humor. Después de decirle todo lo relativo a Demetrio, vio en su cara un gesto de desagrado; no logró convencerlo de llevarlo a la gran ciudad. El esposo dijo:

—Es muy caro ir a la Ciudad de México; mejor lo dejamos así y, si se muere, pos hacemos otro.

Candelaria, casi analfabeta, muy pobre, pero madre al fin, no se dio por vencida. Con resentimiento ante la falta de sensibilidad de su marido e impulsada por el poder que solo las madres tienen, secretamente, con mucho esfuerzo a lo largo de un par de meses, ahorró un poco de dinero y, una madrugada, sin pedirle permiso a su marido, sigilosamente hizo un morral con una cobija, pañales, una muda de ropa propia, su rosario, una imagen de la Virgen de Guadalupe, un poco de queso y tortillas. Cargando a su amado retoño, caminó tres kilómetros hasta la parada, abordó un camión de segunda y se fue a la gran ciudad.

Preguntando y preguntando, llegó al edificio del gran hospital y encontró que había una gran fila para llegar a la puerta, integrada principalmente por mujeres con sus niños. Candelaria ocupó su lugar en la larga fila, que se movía muy lentamente. Con enojo y sorpresa, también notó que algunas personas se metían a la cola sin seguir el orden esperado. «Aquí también hay cabrones», pensó. Sintió deseos de reclamar, pero intuyó que quizá aquellas personas tenían turnos reservados; además, estaba en tierra extraña y tuvo temor de provocar una dificultad que redundara en detrimento del tratamiento de su hijo. Por fortuna, Candelaria llevaba en su morral algunas tortillas y queso de su tierra, que le permitieron calmar su hambre crónica. Pasaron varias horas y, de pronto, salió un señor por la puerta del hospital, quien, con la frialdad e indiferencia que caracteriza a los burócratas, dijo:

—Se acabó la consulta de hoy, vengan mañana a las ocho de la mañana.

Los y las integrantes de la fila mostraron su frustración de diversas maneras: algunos dijeron malas palabras y otras lo hicieron con lágrimas en los ojos. Candelaria no se achicopaló e, impulsada por la fuerza vital que las madres poseen cuando se trata de proteger a sus hijos, pensó: «A mí no me mueven de aquí». Siguiendo el ejemplo de otras madres, se acurrucó en el piso, sacó la cobija de su morral y, abrazando a su tesoro, se dispuso a pasar la noche cerca de la puerta del hospital. Después de todo, en su tierra ella ya había pasado muchas noches a la intemperie, y había sobrevivido gracias a que estaba dotada de una fuerza que ahora los intelectuales llaman «resiliencia», pero en realidad se trata de una fuerza heredada de sus ancestros, a quienes la gente «decente» llamaba «indios», «nacos» o «pelados», a pesar de que se dice que en el país no hay discriminación.

Al día siguiente, al abrirse la puerta, Candelaria ocupaba el duodécimo lugar de la fila; una hora después pudo entrar y se encontró frente a la ventanilla de Trabajo Social. La empleada detrás de la ventanilla le hizo muchas preguntas y le dijo que tenía que pagar cien pesos. Candelaria le contestó que no tenía dinero. La trabajadora, carente de empatía, hizo una mueca y le habló a un señor con cara de aburrido —probablemente con mayor rango burocrático—, quien le realizó muchas preguntas a Candelaria, a quien en todo momento se dirigió de «tú», como si ya la conociese, pero internamente convencido de que ella no tenía el mismo derecho de tutearlo.

—¿No tienes a quién pedirle prestado?

—No.

—¿No tienes algo que empeñar?

—No sé qué es eso.

—¿No tienes algo que vender?

—Pos solo que venda mis chanclas —dijo Candelaria

Exasperado, el burócrata sintió un raro aire de piedad y le indicó a su subalterna:

—Regístrala sin pago.

Luego le dieron instrucciones a Candelaria para que se formara en otra fila para algo que llamaban la «preconsulta». Después de una hora, la condujeron a un cubículo donde estaba un señor que, a juzgar por su bata pero no por su actitud, parecía doctor. El hombre le preguntó:

—¿Qué le pasa a tu chilpayate? —Otra vez, el «tú» unilateral.

—Pues tiene un problema en su pirinola.

El médico instruyó a Candelaria para que acostara al niño en la mesa de exploración y le quitara el pañal. Candelaria lo obedeció; el medico se acercó, vio los genitales de Demetrio y, sin tocarlo, dijo:

—Ya puedes cubrirlo. Tu bebé tiene un defecto que se llama hipospadias. Te van a llevar a consulta con Urología.

El doctor escribió algo en un papel y, con la misma indiferencia que lo caracterizaba, se lo dio a Candelaria, a quien condujeron a otra ventanilla, donde una mujer igualmente indiferente revisó la nota, que decía: «Hipospadias, pasa a consulta con Urología». La mujer revisó una libreta grande y apuntó en otro papel: «Fecha de consulta de Urología: 19 de agosto de 1981», cuando apenas era el mes de mayo del año en curso, es decir, ¡le habían dado fecha de consulta para tres meses después! Candelaria leía con dificultad, pero comprendió lo que estaba pasando y alcanzó a decir:

—¿No me puede dar consulta hoy?

La empleada detrás de la ventanilla, sin ver a los ojos a Candelaria y alzando la voz, dijo:

—¡No! ¡Siguiente persona, por favor!

Desconsolada, con el corazón partido, pero dispuesta a luchar, Candelaria permaneció muda y sin moverse, resistiendo la presión de las personas que estaban formadas detrás de ella y que insistían en que se moviera y dejara avanzar. Así transcurrieron un par de minutos hasta que Candelaria vio pasar junto a ella un médico. Rápidamente y sin titubear, Candelaria se prendió de su bata al tiempo que le decía:

—Por favor, doctor, vea a mi hijito.

El médico quiso continuar su camino, pero Candelaria se lo impidió manteniéndose prendida de su bata. Para suerte de Candelaria, el joven médico tenía dos características más bien raras, pero muy favorables para su caso: la primera era que poseía una verdadera vocación quirúrgica; la segunda, era residente de cirugía y estaba rotando por el servicio de urología.

Compadecido, en la misma sala de espera, hizo que Candelaria le quitara el pañal a Demetrio y lo examinó. El joven especialista sonrió al ver la malformación y sintió que se «le hacía agua la boca». Tenía varias semanas esperando que llegara un caso con hipospadias, pues el jefe del servicio de Urología le había prometido que «el próximo sería suyo».

—Véngase conmigo, señora —dijo sonriendo el entusiasta residente.

Acto seguido, ignorando la larga lista de espera de pacientes urológicos, el carismático joven, guiñando el ojo, sonriendo y prometiendo favores, hizo los «arreglos» necesarios para que el caso fuese programado al día siguiente y, como por arte de magia, Demetrio fue admitido en el hospital ese mismo día. Desde muy temprano en su vida, el joven médico —así como todos los niños y jóvenes del país— aprendió a no aceptar un «no» o una prohibición como definitiva, ya que en todas partes y a todos los niveles cualquier obstáculo puede arreglarse por una ruta que podríamos llamar «alterna». La palabra «prohibido» la consideraba solo una sugerencia, no una orden inapelable.

Al día siguiente, cuando transportaron a Demetrio a la sala de operaciones, el residente le presentó a Candelaria al jefe de Urología, de apellido Masai, quien se limitó a decir:

—Vamos a reparar la malformación de tu hijito.

Candelaria deseaba obtener más información sobre el problema de su bebé, así que intentó hablar, pero el doctor se alejó sin prestar atención a lo que ella deseaba saber. Una enfermera le indicó que se sentara, que le avisarían cuando terminara la operación y que el cirujano hablaría con ella. Intervinieron a Demetrio y, a pesar de la promesa, el jefe de Urología permitió que el entusiasta residente diera solamente cuatro puntos durante la operación del hipospadias. Transcurrieron dos horas y la preocupación de Candelaria crecía. Decidió acercarse a la enfermera que vigilaba la puerta de entrada a la sala de operaciones y preguntar por el resultado de la intervención.

—No ha terminado la cirugía, siéntese y espere. Ya la llamaremos —dijo la enfermera con voz de militar.

Tras tres horas de espera, Candelaria se arriesgó a preguntar nuevamente y la enfermera se limitó a responder:

—Ya terminó la operación.

—¿Y cómo salió mi hijito?

—Pregúntele a su doctor.

—¿Y dónde está el doctor?

—No sé, pero es posible que se haya ido a comer a la cafetería.

Ni tarda ni perezosa, Candelaria, sobresaltada y perdida en un mar de gente en los corredores del hospital, comenzó a preguntar a varias personas dónde estaba la cafetería hasta que finalmente la encontró. Al entrar, vio que el doctor Masai estaba sentado en una mesa comiendo y platicando con otro doctor. La conversación versaba sobre lo que deberían cobrar los urólogos por diferentes operaciones en la consulta privada y el Dr. Masai se quejaba del aumento de los precios del material de construcción, porque estaba levantando una casa grande en una conocida zona residencial de la ciudad. Sin titubear, Candelaria se acercó al médico y le preguntó:

—Con perdón de usté, ¿cómo salió mi hijito de la operación, doctor?

—Señora, ¿qué no ve usted que estoy comiendo? No sea imprudente y espéreme en la sala —dijo el doctor Masai en forma por demás hostil.

—Es que estoy preocupada… ¿Está bien mi hijo?

—Sí, está bien. Déjeme comer y la veré en la sala. Si quiere usted una atención exclusiva y personal, así como interrumpirme cuando estoy comiendo, vaya a mi consultorio privado.

Apenada, Candelaria se alejó, experimentando un sentimiento de enojo reprimido (un sentimiento que ella y los de su grupo social y racial estaban acostumbrados a experimentar y a aceptar calladamente desde tiempos ancestrales; todo ello en un país que se hace pasar por igualitario y antirracista). El doctor Masai continuó comiendo y platicando con su interlocutor, quien, por coincidencia, era también cirujano.

—Estas gentes no se dan cuenta de que les estamos haciendo un favor al operar a sus hijos gratis y quieren ser tratadas como pacientes privados —externó Masai, pero cuando vio a los ojos a su colega, detectó en ellos algo que le permitió darse cuenta de que acababa de cometer un error y había hablado de más.

El cirujano que lo acompañaba, con semblante serio, dijo:

—Creo que estás equivocado. Tú no le estás haciendo ningún favor a esa señora. Más bien, ella te está haciendo un favor a ti al permitirte acumular experiencia al operar a su hijo y después presumir de tus casos y habilidades, promoviendo así tu reputación y, al final, tu consulta privada. La señora es una madre angustiada y tú tienes la obligación de atenderla igual o mejor que a tus pacientes privados.

»Deberías haberla buscado al terminar la operación y darle la información completa y detallada de la intervención y del estado de su hijo, así como del plan a seguir. —El cirujano dijo todo esto al tiempo que se levantaba de su asiento y se alejaba dejando su plato con comida sin consumir.

Masai no habló.

Su acompañante se retiró pensando si la actitud y conducta del urólogo que acababa de presenciar era representativa de lo que pasaba diariamente en el hospital. Le costaba trabajo imaginarse a sus queridos residentes, una vez graduados, comportándose así. Tenía fe en las nuevas generaciones y creía que las cosas cambiarían en el futuro de su país.

Demetrio se recuperó y fue dado de alta tres días después. Candelaria regresó a su tierra con su adorado hijo. La experiencia discriminatoria que había experimentado no dejó rencor en su alma, porque la felicidad de ver a Demetrio feliz fue más grande que el resentimiento. Sabía que no le esperaba nada bueno en su choza, con un esposo enojado, pero se sentía satisfecha de ver que la pirinola de su bebé se veía mejor.

Margarita la michoacana

Margarita nació en una casa de adobe y piso de tierra en Tangancícuaro, Michoacán. Micaela, su madre, dio a luz atendida por doña Pancha, una comadrona que se decía experimentada, quien después del parto declaró orgullosa que: «Todo fue un éxito. Es niña; está gorda y sana». Doña Pancha recibió los cincuenta pesos convenidos como honorarios por sus valiosos servicios y Micaela procedió a alimentarla con su generoso pecho.

Al paso de los días, la madre notó que Margarita lloraba mucho y pujaba en exceso para defecar; vomitaba y, además, le pareció que la niña estaba muy panzona, aunque no subía de peso. Acongojada, Micaela llevó a la niña al médico del pueblo, quien a su vez recomendó que la bebé fuese vista por un especialista en la ciudad más próxima, Zamora. El doctor de la metrópoli, que se decía especialista pero mostraba el exceso de seguridad de los inseguros, después de examinarla, dijo que tenía que operar a la niña porque «su ano estaba obstruido».

Para sorpresa de Micaela, la operación fue solamente abdominal, duró tres horas y Margarita sobrevivió. Sin embargo, el sentido común de Micaela la indujo a preguntarse por qué el doctor no había operado el ano de la niña. No se atrevió a preguntar, pues a lo largo de su vida de analfabeta y pobre había adquirido el complejo de inferioridad de su grupo social y racial. Margarita estuvo encamada cinco días y la familia tuvo que vender dos de los tres chivos que tenían para pagar la cuenta del «especialista» y del hospital.

Los primeros tres días en el nosocomio, Micaela no se atrevió a quitar los vendajes para ver cómo estaba el abdomen de Margarita. Al cuarto día, el doctor los retiró, y Micaela se horrorizó al ver lo que su hija tenía en el vientre. «Parece la panza abierta de un puerco», pensó, pues una gran carnosidad protruía de la pared abdominal, de cuyo centro salía materia fecal... Micaela rompió en llanto y casi se desmayó. El médico, quien exhibía la «seguridad y sapiencia» de los ignorantes, le dijo que debería estar feliz y agradecida porque, gracias a esa «magnífica operación», Margarita podría vivir.

—La operación le salvó la vida —expresó el doctor con orgullo al tiempo que se despedía.

Micaela le preguntó cuándo debería traer a Margarita a consulta, a lo que él contestó que no era necesario verla otra vez. Al quinto día, Margarita fue dada de alta y Micaela se atrevió a decir:

—¿Qué no le van a quitar esa carnosidad de la panza antes de irnos?

—No se llama carnosidad, se llama colostomía —contestó el doctor irritado y ofendido—. Y gracias a eso tu hija está viva.

La joven madre no se atrevió a cuestionar más por temor de impacientar al médico y también para evitar que se burlara de ella por su ignorancia. Después de todo, Micaela había nacido y crecido en una sociedad clasista, donde su grupo social había sido y seguía siendo extraoficialmente discriminado. Crecer en ese ambiente provocaba y sigue provocando timidez y humildad, por lo que se pierde la seguridad en una misma; desde pequeñas, las niñas aprenden a callar. Sin hablar y sin mirar a los ojos al arrogante cirujano, Micaela, invadida de dolor, simplemente se llevó a su hijita.

Las vecinas preguntaban cómo estaba la niña y Micaela se limitaba a decir que «bien», pero bajo ninguna circunstancia se atrevió a mostrar el abdomen de la bebita. Le daba vergüenza y tenía temor de las murmuraciones y chismes del pueblo. Muy pronto, Micaela aprendió que esa «carnosidad» era muy delicada y sangraba con facilidad. Además, tenía que cambiar con mucha frecuencia los trapos con los que la cubría; de lo contrario, la niña sufría de una terrible irritación en la piel, lo cual la hacía llorar durante horas. Micaela, aunque no recibió instrucciones relacionadas con el manejo de la supuesta colostomía, por intuición, envolvía con trapos a manera de vendaje el abdomen de la niña y los cambiaba tres veces al día. El padre de Margarita, tan michoacano como Juan Colorado, si bien se jactaba de ser muy macho, se negaba a presenciar las curaciones de su hija. A pesar de los vendajes, la materia fecal se escurría y era evidente a la vista y por el olor que emanaba. Por eso, cuando Margarita alcanzó la edad para asistir a la escuela, Micaela rehusó inscribirla por temor de que fuese motivo de burlas.

Y así creció la niña: dentro de su casa ayudando a su madre en las labores domésticas. Al llegar a la adolescencia, no tuvo vida social, pues Margarita temía que la gente notara su protuberancia abdominal, percibiese el mal olor o advirtiera que había materia fecal debajo de su ropa. Margarita vivió aislada dentro de su humilde morada de adobe; ni siquiera iba al mercado y no tuvo amigas ni amigos. No es muy difícil imaginar cuáles eran los sueños y las fantasías de una adolescente en tales circunstancias. Margarita había nacido en un país con una clara diferencia entre las clases «altas» y «bajas». Los «de abajo» aprendían a ser sumisos: a veces, mediante mensajes subliminales, o bien, a gritos o a patadas. Además, no era raro que, en la iglesia, los curas promovieran la sumisión y la aceptación de sus penas y sufrimientos con la promesa de una recompensa que llegaría después de la muerte, así «como Jesucristo lo había hecho para salvarnos».

Transcurrieron treinta y ocho años…

Ocurrió que fue elegido presidente municipal de Tangancícuaro un médico militar cirujano pediatra idealista, valiente y creativo llamado David. Hizo muchas reformas positivas en el pueblo y, conmovido por la falta de atención médica a una gran parte de la población, en particular la infantil, concibió un ambicioso proyecto para ayudar a los niños pobres con malformaciones congénitas. Reunió un grupo grande de estos infantes e invitó a varios amigos, cirujanos pediatras motivados, a operar a esos pequeños pacientes sin cobrar. Sus colegas y amistades acudieron en su ayuda y muchos niños se beneficiaron; eran maratones de intervenciones quirúrgicas. A pesar de que las jornadas habían sido diseñadas para el tratamiento de pacientes pediátricos, la madre de Margarita —ahora ya adulta—, quizá por intuición, decidió llevar a su hija para que fuese vista por los doctores.

David la examinó y se impresionó negativamente al ver la horrible colostomía y al imaginar la calidad de vida que había tenido durante treinta y ocho años. Conmovido, me llamó y me explicó el problema: Margarita había nacido con una malformación anorrectal de buen pronóstico que pudo haber sido reparada al inicio de su vida sin colostomía, con lo que se habrían evitado todos los problemas que había sufrido. Coincidentemente, yo tenía que viajar a México para asistir al Congreso de Médicos Militares que se celebraría en la ciudad de Puebla. Convenimos que vería a Margarita allí y David, el hombre sensible y generoso que es, se encargaría de hacer los arreglos necesarios para transportar a Margarita y a su madre de Tangancícuaro hasta Puebla.

Conocí a Margarita en Puebla de los Ángeles: una joven humilde de facciones dulces a quien acompañaba su madre. Ambas llegaron vestidas pobremente pero con rayos de esperanza en sus ojos. Como era de esperarse, Margarita se mostró muy tímida: cuando yo la veía a los ojos, ella veía al suelo. Al estrechar su mano, percibí el tremor y la frialdad propios del miedo y la desconfianza. La examiné y confirmé que se trataba de una malformación de buen pronóstico que afectaba el recto, el ano y la vagina, es decir, el tipo de defecto que pudo haber sido reparado al principio de su vida, con lo cual la niña habría tenido una función anorrectal prácticamente normal. Asimismo, se habría evitado el viacrucis de treinta y ocho años de sufrir el mal olor, la irritación y la segregación social que esa carnosidad —que pretendía ser una colostomía— causó. Conmovido, tomé su mano y le dije:

—Margarita, yo te voy a curar y todo va a salir bien.

Margarita y su madre rompieron en llanto y tuve que voltear la cara en otra dirección para no mostrar mis propias lágrimas. Margarita requeriría tres operaciones: la primera sería una revisión de aquella horrible colostomía, que parecía ser más bien una gran evisceración, para hacerla manejable y así su abdomen recuperara una forma normal y la materia fecal pudiese ser recolectada en una bolsa de plástico diseñada para tal efecto. Después, la siguiente operación sería la reparación misma de la malformación; la tercera intervención sería el cierre definitivo de su colostomía. Solo nos quedaba afrontar tres aspectos logísticos: dónde, cuándo y cómo.

Nada de lo bueno que hacemos los hombres durante nuestro paso por el planeta es obra individual; siempre requerimos la ayuda de otros seres humanos sensibles e inspiradores. La amistad ha sido uno de mis cultos; me jacto de tener muchos grandes amigos y, gracias a ellos, a lo largo de mi vida he podido llevar a cabo tareas ambiciosas y complejas. El cirujano pediatra Antonio *Toño* Gallardo —uno de mis exresidentes y gran amigo—, médico brillante, motivado e inspirador, trabaja en un hospital gubernamental en Guadalajara. Recurrí a él para que reparara la colostomía; por supuesto, sin costo alguno. Para ello, mi otro amigo, David, debería encargarse nuevamente del transporte de Margarita de Tangancícuaro a Guadalajara. Toño hizo un gran trabajo y tan solo esa primera operación significó un cambio dramático: mejoró la calidad de vida de Margarita, quien aprendió a sonreír.

Dos meses después, programamos la reparación de la malformación anorrectal en el mismo hospital donde Toño labora. Aproveché mi amistad con Linda —una cirujana pediatra entusiasta, dinámica, exresidente mía y líder natural—, quien tuvo a bien organizar un curso sobre malformaciones anorrectales con demostraciones *in vivo*; la operación de Margarita se incluyó en el curso. Así fue como tuve el privilegio de reparar su malformación. Al terminar la intervención, la familia de Margarita, con agradecimiento sincero y cariño, me obsequió una deliciosa pieza de pan artesanal, la cual me trajo recuerdos de mi niñez: la conocíamos como «concha» y me supo a gloria.

Dos meses después, nuevamente mi gran amigo Toño se encargó de cerrar la colostomía, con lo que terminó así un viacrucis de casi cuarenta años. Me siento muy orgulloso por mí y por mis amigos, pero lamento que nuestra heroína Margarita haya sufrido durante tantos años por falta de atención médico-quirúrgica adecuada. Solo, en mi estudio, en ocasiones esbozo una sonrisa al imaginar a Margarita después de tantos años, sonriendo y soñando con amar y ser amada…

Periquita

Anselmo y Josefina mantenían una relación de noviazgo. Eran pobres y vivían en una de esas comunidades de la gran metrópoli que en realidad son asentamientos humanos ilegales —invadieron los cerros que rodeaban la gran ciudad y el Gobierno se vio obligado, por razones políticas, a convertirlos en una colonia nueva, aun cuando la comunidad no contaba con drenaje, agua potable ni electricidad—. El transporte público no entraba a la zona: sus habitantes tenían que caminar una distancia considerable para llegar a algún sitio donde pasara un camión de pasajeros. Regresar del trabajo era cansado debido a la larga caminata y, además, sumamente peligroso; se decía que se producían asaltos y asesinatos frecuentemente.

Él era obrero; Josefina, secretaria. Se deseaban y se amaban; soñaban con casarse y formar un hogar. Anselmo no había podido terminar la escuela secundaria: desde muy jóvenes tanto él como su hermano se habían visto en la necesidad de trabajar para ayudar a su madre viuda. Su hermano, aunque tenía empleo, se gastaba una buena parte del salario en las cantinas. Por su parte, Josefina pertenecía también a una familia humilde y debía contribuir a su magra economía. Para verse, elegían un lugar equidistante de sus hogares —a veces parques públicos, o bien, un cine de barrio—, donde aprovechaban la oscuridad para dar rienda suelta a sus impulsos amorosos. De todas formas, su frustración era grande; sus caricias, ardientes y furtivas, siempre ocurrían con ambos invadidos de nerviosismo.

Hacer planes para casarse y formar una familia era una utopía; estaban atrapados dentro de lo que se llama «círculo de la pobreza». No obstante, su imaginación los traicionaba y su pasión no respetaba barreras: ellos soñaban con hacer el amor y vivir juntos. Finalmente, un día de quincena, Anselmo se dio el lujo de invitar a su novia a comer unos tacos y después, mientras brindaban con una cerveza, se atrevió a proponerle a Josefina que se fuesen a un motel de paso para estar juntos. Josefina, aunque disimuladamente, ya había pensado en ello, por lo que aceptó sin titubear. Así fue como crearon una maravillosa rutina: ir al motel cada quincena. Ese día lo esperaban ansiosamente tanto por el pago de su salario como por el deleite de amarse sin temores ni cortapisas. Estaban enamorados y gozaban plenamente su amor y su pasión.

Un par de meses después, la madre naturaleza, que tiene sus propios planes y no respeta los de los humanos, no hizo excepciones: ¡Josefina estaba embarazada! Habían intentado cuidarse para evitar la preñez porque sabían que eso complicaría aún más su situación. En la mente de Josefina se atropellaban muchas ideas y sentimientos: le gustaba la idea de llevar dentro de ella algo que la unía más a su amado; por otro lado, sentía temor de todas las consecuencias y problemas que acarrearía la presencia de un bebé en sus precarias situaciones. Cuando Josefina se dirigía al trabajo, aliviaba momentáneamente su preocupación al canturrear inspirada una canción titulada *Amorcito corazón* al tiempo que pensaba en Anselmo y en la criatura que llevaba. Por su parte, él canturreaba *Qué bonito amor*.

Mientras la vida transcurría, intentaron mantener en secreto el embarazo, lo cual fue posible durante los primeros tres meses; después, todo se supo y a ambos les recriminaron muy seriamente sus respectivas familias; lo menos que les dijeron fue que eran unos irresponsables. Al quinto mes, Josefina tuvo que abandonar su trabajo. Anselmo intentaba darle una parte de su limitado salario para tratar de calmar las recriminaciones de la familia de la joven. Al séptimo mes, un día por la mañana, la muchacha inició su trabajo de parto; su hermana menor corrió a avisarle a Anselmo, quien llevó a Josefina al hospital del Seguro Social. Después de tres horas, nació una niña de apenas mil trescientos gramos (muy bajo peso) que, sin embargo, parecía sana. Anselmo no dijo a su familia nada de lo ocurrido por temor de que lo insultaran por su «irresponsabilidad», esto es, tener una descendiente aun sabiendo que la situación económica no permitía semejante lujo. Josefina experimentó sentimientos encontrados: amaba a su pequeña hija, pero le preocupaban su pequeñez y fragilidad. La embargaba la ternura materna, que la hacía llorar casi constantemente.

Al tercer día del nacimiento, un doctor se apareció en el borde de la cama de Josefina —quien permanecía encamada— para decirle que su hijita tenía «algunas complicaciones y, por ello, no podía ser dada de alta». El médico, no obstante, no pudo definir qué era lo que ocurría. Josefina intuyó que algo estaba mal y empezó a preocuparse. Al quinto día, Josefina recibió el alta, pero le dijeron que su pequeñita permanecería en el hospital porque «la estaban estudiando».

Tanto Anselmo como Josefina no se dieron por satisfechos e insistieron en hablar con los doctores, quienes les dijeron que la bebé no toleraba el alimento, sufría de neumonía y se había puesto muy amarilla, por lo que seguía en observación. Entre todos los médicos que iban y venían, había uno joven, con vocación y empatía, llamado Martín. Él se tomaba el tiempo de explicarles a los padres a detalle lo que pasaba con la niña; fue más explícito y les dijo que la nenita tenía un problema en su esófago: cada vez que intentaban alimentarla, regurgitaba todo y se ponía morada (cianótica). Sufría, además, de bronconeumonía, por lo que respiraba con dificultad. Al octavo día, el joven médico llamó a los padres a un rincón de la sala de espera para decirles algo confidencial:

—Por favor, no comenten con nadie lo que les voy a decir. Si su hijita fuera mía, yo la sacaría de inmediato de aquí, que es un hospital de adultos, y la llevaría al Hospital IMAN. De lo contrario. creo que la niña no va a sobrevivir.

Anselmo y Josefina agradecieron la sugerencia. Ya que sintieron una gran confianza hacia el joven médico, no titubearon y se dirigieron de inmediato al jefe de servicio, a quien solicitaron de inmediato que diese de alta a la niña para llevarla al Hospital IMAN. La cara adusta del jefe mostró su claro desagrado; no le gustó que unos «simples padres», sin las credenciales necesarias, menospreciaran su servicio y decidieran llevarse a su hija a otra institución. Esto, en la mente de un médico burócrata, representaba una afrenta. Josefina y Anselmo insistieron en llevarse a la niña y amenazaron a gritos con llamar a un abogado. El jefe de servicio finalmente aceptó dar de alta a la niña, no sin antes ponerles toda clase de trabas; la pareja hubo de firmar muchos documentos para deslindar de responsabilidades a la institución.

Josefina y Anselmo se llevaron a su hijita a pesar de que la pequeña respiraba con dificultad. Cuando se presentaron en la sala de urgencias del IMAN, la bebita fue admitida de inmediato en el servicio de cirugía. El problema era más complejo de lo que se habían imaginado; la niña estaba muy grave: además de la atresia de esófago, sufría de sepsis (infección generalizada), plaquetopenia (baja de plaquetas), bronconeumonía y prematurez.

Me llamaron para verla. Ocupamos las primeras veinticuatro horas para estabilizarla, después de las cuales aproveché un breve periodo de mejoría y decidí operarla, en virtud de que la espera podría agravar la situación debido a la broncoaspiración propia de la incapacidad de deglutir por la atresia. La intervención se llevó a cabo con dificultades debido a la pequeñez de la paciente y su severa insuficiencia respiratoria. Al terminar la cirugía, les expliqué a mis residentes que había que hacer una gran labor para salvarle la vida a la pequeñita. Uno de ellos tenía que permanecer constantemente con la paciente y reportar directamente conmigo. Después, antes de irme a dormir, en un alarde de fanfarronería, común entre nosotros los cirujanos, les dije a mis futuros especialistas, que eran entre trece a quince:

—Escúchenme, doctores: si esta bebita se recupera satisfactoriamente, yo los invito a todos a cenar al restaurante San Ángel Inn.

A los padres les hablé con la verdad: no podía garantizar que la niña se salvara. Las siguientes horas y días fueron difíciles; llegamos a pensar que moriría, pero se recuperó gradualmente hasta que empezó a tolerar la fórmula por vía oral. ¡El estudio radiológico del esófago mostraba una anastomosis esofágica hermosísima! Los seres humanos, particularmente los cirujanos pediatras, encontramos belleza en todo aquello que creemos haber hecho bien. No me esperé a que los residentes me recordaran la costosísima invitación que había prometido, pues ese restaurante era uno de los más exclusivos de Ciudad de México; fuimos, ellos y yo, a una de las cenas más caras de mi vida. ¡Pero felices!

Los primeros siete días, Josefina y Anselmo visitaron a su hijita, después de los cuales desaparecieron misteriosamente, sin explicación. Pensé que en algún momento regresarían, pero mis predicciones fallaron. En casos similares, solía recurrir a la policía para que busquen a los padres de pacientes que requieren de su presencia; pero la policía reportó que sus esfuerzos habían sido infructuosos: Josefina y Anselmo habían desaparecido. Ahora teníamos en nuestro hospital a una pequeña huerfanita que comenzaba a sonreír. La niña creció y ganó peso, y pudimos ver que se trataba de una mujercita muy linda; se convirtió en la consentida de las enfermeras y de los residentes. Decidieron bautizarla extraoficialmente con el nombre de Periquita.

Pasados dos meses, los reglamentos del hospital apuntaban que Periquita debía ser enviada a una casa cuna u orfanato del Gobierno. Como suele suceder, los administradores burócratas nos recordaban casi diariamente que la niña tenía que abandonar el hospital, pero las enfermeras y los residentes expresaron su firme oposición: consideraban que el nosocomio era ya su nueva casa y ella era ya parte de una gran familia. Inventábamos toda clase de excusas médicas para posponer la salida de la niña, pues todos la amábamos. Por su parte, Periquita era feliz; casi nunca estaba en su cuna: andaba en los brazos de todo el personal. Durante la visita diaria, nos deteníamos en la cuna de Periquita, pero no hablábamos de signos vitales ni de resultados de laboratorio; simplemente provocábamos a la hermosa niña para que hiciera alguna de sus múltiples gracias. Cuando Periquita tenía casi un año de edad, había logrado que todos nos enamoráramos de ella. Una de nuestras residentes, una mujer sensible y maternal, decidió adoptarla, y así fue como Periquita encontró su nuevo hogar... Nosotros nos repetíamos, llenos de orgullo: «¡Misión cumplida!».

Madre hindú

Al haber nacido y crecido en México —un país situado al sur del país más rico de la Tierra—, uno crece pensando que su país es muy pobre. Pero, todo es relativo: viajar pone nuestras creencias o cavilaciones en su debida perspectiva. Viajar ha sido un enorme privilegio para mí: pude ver, entre muchas otras cosas, que hay mucha más pobreza fuera de México. Durante uno de mis múltiples viajes a la India

—siempre como profesor invitado para dar conferencias y realizar demostraciones quirúrgicas—, recuerdo un caso por demás tristemente inolvidable.

Había terminado una operación y, al seguir con mi rutina, les pedí a mis anfitriones que me permitieran hablar con la madre del niño intervenido. Requería de la ayuda de un intérprete, quien en la mayoría de los casos era el residente quirúrgico que me había ayudado en la operación. Me llevaron a un pequeño cuarto con tres sillas: la madre se sentó en una de ellas; el residente y yo, frente a ella.

Era obvio que la madre era una mujer muy pobre. Sus ojos eran profundos y bellos, como los de muchas mujeres hindúes. Estaba vestida a la usanza, sin zapatos, y en su frente mostraba la mancha roja —llamada bindi— que muchos hindúes, principalmente las mujeres, se pintan por razones religiosos o tradicionales. Después de los saludos, me di a la tarea de describir, en los términos más simplistas posibles, las características de la malformación del paciente y los detalles del procedimiento realizado. También le di a la madre mi tarjeta para que me escribiera cuando tuviese alguna pregunta o duda; de igual modo, le hice saber que me gustaba mucho enterarme de cómo evolucionaban mis pacientes. Mientras hablaba, la madre no me veía a los ojos; parecía estar concentrada en algún objeto imaginario y distante, a pesar de lo cual continué describiendo el procedimiento. Al terminar, le pedí al residente-intérprete que le preguntara a la madre si tenía alguna duda o pregunta. Ella escuchó al residente y meditó por un par de minutos. Después, con lágrimas en los ojos, dijo algo en su idioma. El residente procedió a traducirme:

—La señora dijo que tiene, además del niño operado, dos hijos más: uno que sufre de poliomielitis y otro que está en la unidad de quemados porque sufrió una herida muy severa.

Ella dice que le obsequia el niño que usted operó, porque cree que estará mejor viviendo con usted en Estados Unidos.

Me quedé mudo. La imagen doliente de aquella madre se grabó en mi mente y aún me persigue. Además, me hizo meditar sobre los privilegios que tenemos algunos humanos mientras otros sufren lo indecible. Este triste episodio de mi vida profesional me recordó algo que había leído en relación con las tragedias de la Segunda Guerra Mundial: algunas madres, particularmente judías, se habían separado de sus hijos voluntariamente para salvarlos del genocidio del Holocausto. Eso es algo que podríamos llamar «la manifestación última y más grande del amor materno». Regresé de mi viaje con el corazón oprimido.

LA IMPORTANCIA DEL SENTIDO COMÚN Y LA CREATIVIDAD

Armando, Jovita y Rodrigo

Durante mi residencia de cirugía en el Hospital Central Militar de México, entre tres y cuatro años después de terminar mi carrera, ya había decidido que sería cirujano pediatra, pero me quedaba un largo camino por recorrer para lograr mi objetivo. Primero, debía terminar mi adiestramiento en cirugía general antes de ingresar a un programa de cirugía pediátrica. Asimismo, mi residencia era principalmente como cirujano de adultos; sin embargo, me las ingeniaba para pasar más tiempo en las salas de pediatría y de cirugía infantil.

La incidencia de diarrea infecciosa entre los hijos de la tropa —soldados, cabos y sargentos— era muy elevada; la padecían con frecuencia. Los salarios y las condiciones de salubridad de los militares de bajo rango eran muy deficientes. La consecuencia más común de la diarrea era la deshidratación; pero algunos bebés —además de deshidratarse— desarrollaban un cuadro de sepsis, el cual, en ocasiones, les ocasionaba la muerte.

Armando era un niño de dos años, hijo de un cabo de caballería, que llegó al hospital deshidratado y séptico. La madre relató que el pequeño había empezado con diarrea desde hacía dos días y, al momento de su ingreso, presentaba fiebre elevada. Procedimos a hidratarlo y a administrarle antibióticos, como hacíamos con todos esos casos. La respuesta de Armando no fue la esperada; al paso de las horas, se veía más enfermo, la fiebre no cedía y su estado general se deterioraba. Súbitamente, Armando mostró —en forma por demás inexplicable— signos de isquemia (falta de sangre) en las extremidades inferiores. Nos tomó por sorpresa; no recuerdo haber leído al respecto de ese fenómeno en la literatura médica de la época. Hicimos todo lo posible de acuerdo con nuestros incipientes conocimientos, incluyendo la administración de anticoagulantes para detener el proceso, pero no tuvimos éxito. La isquemia se agravó y las extremidades inferiores mostraron signos de gangrena, lo que nos obligó a amputar ambos pies; a pesar de todo, el niño falleció. Los pediatras adscritos a la sala, incluyendo el jefe de servicio, confesaron que nunca habían visto nada semejante y por ello no sabían qué hacer.

Una semana después ingresaron dos casos más: Jovita —una niña morenita con ojos negros muy expresivos, muy linda, hija de un soldado de infantería— y Rodrigo —de un año de edad e hijo de un sargento—. Los síntomas eran los mismos que en el caso anterior. Nosotros los residentes contemplábamos con horror e impotencia cómo el cuadro clínico progresaba hacia la isquemia: aparecieron manchas oscuras en las extremidades inferiores, que anunciaban el principio de la gangrena. Como yo era el residente mayor, tuve que afrontar la dolorosa imagen de los padres abatidos y escuchar sus preguntas desesperadas, para las que no tenía respuesta, durante el dramático proceso de la progresión de la gangrena y la posibilidad del trágico final de la siempre horrible muerte de un niño o niña.

Coincidentemente, dos semanas antes, le habíamos solicitado a un joven profesor médico militar inmunólogo, Héctor Gómez Estrada, que nos impartiese algunas conferencias sobre problemas inmunológicos en pediatría. Fue entonces que tuve una idea, una muy simple. Pero ya Víctor Hugo había dicho que: «Nada más poderoso que una idea cuando ha llegado su momento». En cuanto a su «simpleza», Leonardo da Vinci también dijo que: «La simplicidad representa la máxima sofisticación». Observamos que los bebés sufrían de diarrea, después sepsis e isquemia y, finalmente, gangrena; no obstante, las madres —que se mantenían en íntimo contacto con sus hijos e hijas, nuestros pacientes—, no mostraban ninguno de esos síntomas. Por consiguiente, era un asunto de sentido común —del que se dice que es el menos común de los sentidos— asumir que las madres tenían «algo» que sus hijos no; algo que las protegía de lo que atacaba a sus hijos. Pero sin cultivos bacterianos ni estudios inmunológicos que apoyasen mi idea, me pareció lógico pensar que ese «algo» de las madres podría estar presente en su plasma.

¿Por qué no trasfundir plasma materno a los bebés enfermos? Titubeé, pero finalmente decidí compartir mi propuesta con el joven profesor de inmunología. ¡Para mi sorpresa, el doctor Gómez Estrada me dijo que «era una buena idea»! Además, me explicó que el fenómeno de la gangrena secundaria a un proceso de bacteriemia (sepsis) había sido reproducido experimentalmente en animales por el doctor Schwartzman. Fue así como escribí en el expediente de los dos pequeños pacientes una orden para que su madres bajaran al banco de sangre del hospital y se les extrajesen trescientos mililitros de sangre, que luego se centrifugarían a fin de separar el plasma de los glóbulos rojos; se les trasfundirían los glóbulos rojos a las madres y el plasma a nuestros enfermitos. Esperé con gran emoción la llegada del plasma materno... que nunca arribó; en su lugar, recibí una nota firmada por el teniente coronel jefe del banco de sangre.

Era, en realidad, una amonestación seria donde me indicaba que lo que yo solicitaba «no se llevaría a cabo, porque no era parte de los procedimientos que el banco de sangre realizaba», además de que él pensaba que la transfusión de plasma materno a los bebés no procedía. Yo, un simple mayor médico cirujano residente de cirugía, no podía, en una institución militar, contravenir el dictamen del teniente coronel director del banco de sangre. ¡Ni pensarlo! Sin embargo, recordé un viejo principio militar que me ayudó a tomar la decisión: «Vale más pedir perdón que pedir permiso». Fue entonces que, apelando a mis incipientes conocimientos de la naturaleza humana y con el siempre incondicional apoyo de mis mejores aliadas, las madres, tuve otra idea.

Yo sabía que el director, que había rehusado seguir mi plan, tenía un banco de sangre privado, así que conseguí la dirección. Me senté frente a las dos humildes y amorosas madres, y les expliqué el plan a seguir: tomarían un taxi e irían al banco de sangre de la dirección indicada, entregarían a la persona encargada una nota mía donde solicitaba la extracción de su sangre, así como la centrifugación que separaría el plasma de los glóbulos rojos, y la posterior transfusión de estos últimos a la madre donadora. Enseguida, debían regresar con el plasma para transfundirlo a sus hijos. Les advertí que aquel banco era privado y, por lo tanto, les cobrarían un monto que yo desconocía. Ambas madres eran esposas de los militares con más bajo salario del Ejército, es decir, se trataba de personas muy humildes y con muy pocos recursos.

No sé cómo se las ingeniaron, pero —madres al fin— ni tardas ni perezosas llevaron a cabo el plan descrito. El mismo médico que se había negado a cumplir mi solicitud dentro del hospital militar no tuvo empacho en llevarlo a cabo en su gabinete privado y, por supuesto, cobrando. Otra vez… la «naturaleza humana». Un par de horas después, las madres regresaron jadeantes y sonrientes; en sus manos llevaban las bolsas de plástico con su plasma salvador. Procedimos de inmediato a trasfundir a los niños. A la mañana siguiente, sorprendidos, pudimos documentar que la fiebre había cedido; los niños tenían hambre y los signos de isquemia habían desaparecido. Repetimos el procedimiento; con ello salvamos la vida de los pacientitos y evitamos la amputación.

A partir de ese día, en casos de diarrea severa con síntomas de sepsis, decidimos aplicar plasma materno anticipadamente. ¡No volvimos a ver casos de gangrena! Nos sentimos enormemente orgullosos y disfrutamos la sonrisa de las madres y sus bebés. Por su parte, el director del banco de sangre obtuvo sus ganancias deseadas. Y la vida sigue…

EL DOLOR DE TRATAR DE CURAR

Los cirujanos pediatras, como la mayoría de los médicos, disfrutamos enormemente el éxito de nuestros tratamientos. Aparte de la salud y felicidad de nuestros seres queridos, la curación de nuestros pacientes es la razón de nuestro existir. Cuando así ocurre, sobre todo en el caso de los cirujanos, la alegría que nos invade es enorme. Desafortunadamente, en ocasiones todos nuestros esfuerzos por curar a un enfermo son inútiles y sufrimos, junto con los padres, al ser testigos de la muerte de su adorado hijo o hija.

Cristy

Era una hermosa jovencita de catorce años de piel blanca, alta, delgada, con unos hermosos ojos azules, de sonrisa fácil y manos con dedos largos y delicados. Cristy emanaba simpatía, amor y ternura. Había nacido en el noreste de Estados Unidos, en una región conocida como Nueva Inglaterra. Era hija única de padres jóvenes exitosos e intelectuales académicos; ostentaban ambos un doctorado: ella, de la Universidad de Harvard, y él, del Instituto Tecnológico de Massachusetts. Ambos habían nacido, crecido y recibido educación en un ambiente académico privilegiado. Se conocieron como estudiantes y planearon meticulosamente su futuro en el mundo intelectual y científico; lograron sus objetivos, incluyendo procrear una sola hija.

Con su llegada a este mundo, Cristy había coronado los sueños de los ambiciosos e idealistas padres; su gran esfuerzo culminó tanto profesional como humanamente con la cereza del pastel que fue su nacimiento. La pareja no escatimaba esfuerzos para prodigarle amor, ternura, protección y la mejor educación. En una ocasión, la madre de Cristy percibió que su hija se veía un poco pálida. Pensó, como todas las madres, que probablemente era su imaginación; que su instinto de proteger a su hija y la blancura de la piel de Cristy generaban esa preocupación innecesaria. Pero los días transcurrían y ella seguía percibiendo que la niña estaba pálida. Fue entonces cuando decidió compartir su inquietud con su esposo, quien intentó tranquilizarla al decirle que la aparente palidez era consecuencia de la falta de exposición al sol, ya que acababa de terminar el invierno.

—Ya verás ahora en la primavera y más aún en el verano. Su aspecto va a cambiar —dijo el esposo con una gran seguridad en sus palabras, guardando para sí una pequeña pero persistente preocupación.

Cristy comenzó a bajar de peso y a quejarse de cansancio. De inmediato, acudieron al famoso Hospital de Niños de Boston, afiliado a la Universidad de Harvard, su *alma mater*. Los médicos ordenaron multitud de exámenes y estudios. El resultado produjo en los padres una impresión traumática y profunda: Cristy sufría de una forma de cáncer metastático avanzado y de mal pronóstico. Cuando creían haber alcanzado sus más elevadas metas y parecía que la vida les sonreía, el destino o ese Dios incomprensible para ellos les mandaba un tremendo golpe de humildad. Los padres se declaraban agnósticos, aunque habían sido educados como cristianos protestantes; pero como todos los seres humanos, al afrontar semejante tragedia, no pudieron evitar dirigirse a Dios y pedirle que aliviase a su adorada hija.

Como paciente altamente recomendada, Cristy fue admitida para recibir quimioterapia y radiación a pesar de su mal pronóstico. Los residentes de cirugía nos involucramos debido a que Cristy requirió de varias líneas venosas (catéteres introducidos en una vena) para la administración de las drogas anticancerosas (quimioterapia). Aunque el tratamiento estaba a cargo de los oncólogos pediatras, los catéteres venosos los realizábamos nosotros los cirujanos. Eso nos obligaba a interactuar con los padres y con la hermosa Cristy, lo que también era una oportunidad.

Cuando yo estaba de guardia, sabía que debía visitar a Cristy por la mañana y la tarde, lo cual me generaba un efecto emocional doble: por una parte, me gustaba mucho contemplar su hermosura, admirar su sonrisa y su actitud dulce y tierna, pero no podía dejar de pensar en que esa bella niña moriría pronto, lo cual me producía un gran desasosiego. Cuando la veía sonreír, sentía ganas de llorar y rápidamente abandonaba la habitación. Me llevaba a mi casa el recuerdo doloroso de esa linda muchachita y de los semblantes de sus padres al intentar sonreír, pues me enternecían; sentía ganas de abrazarlos y expresarles mi sentir.

Un día, los padres nos sorprendieron con una solicitud por demás inesperada: ¡Cristy quería beber vino! ¿Sería posible complacerla? Ella recordaba que, en ocasiones, en las cenas en casa, sus padres le permitían tomar un poco de vino riesling —una variedad de uva blanca proveniente de Alemania, de sabor frutal muy agradable—. Obviamente, los residentes no teníamos suficiente autoridad para autorizar semejante petición. De inmediato, planteamos la increíble solicitud a los médicos adscritos responsables, quienes no supieron qué contestar. No había antecedentes de una solicitud similar en la historia del hospital. Durante los siguientes tres días, se llevaron a cabo varias juntas y consultas hasta que la solicitud llegó al jefe de servicio, después al comité de ética y finalmente al propio director del hospital, quien se vio obligado a participar de la decisión. La respuesta oficial fue:

—Que se permita a los padres concederle su deseo a la paciente, siempre que se lleve a cabo con moderación y con estricta discreción…

Sabia decisión, creo yo. Afortunadamente, triunfó el criterio humanístico sobre el criterio legalista, mojigato y burocrático. Muy pronto, al pasar visita, podíamos apreciar que Cristy, bajo la influencia del vino, sonreía más, platicaba anécdotas inocentes, contaba algunos chistes y, constantemente, pedía que le dieran más vino. La palabra *moderación* la interpretamos todos nosotros —los médicos, las enfermeras, sus padres y sus visitantes— de forma discreta y subjetiva. Cristy se veía feliz y sonriente en su estado de ebriedad bendito, que le permitió llegar al final de su vida conservando su tierna sonrisa, por demás inolvidable…

Carlitos

Carlitos era un niño de seis años. Nació en Bogotá, Colombia, por los años setenta. Sus angustiados padres me escribieron a México una carta en la que decían que su queridísimo niño tenía un padecimiento muy serio y raro, ante cuyo manejo los médicos de su país habían declarado que no tenían experiencia. Efraín Bonilla, el cirujano pediatra más eminente[7] de Colombia en aquellos años, era un buen amigo mío y, como tal, me otorgó el privilegio de su confianza al recomendarle a la familia que me contactaran. Naturalmente, me sentí muy halagado y solicité a la familia que me enviaran la historia y los estudios radiológicos de Carlitos. Encontré que el pequeño colombiano sufría de una hipertrofia gigante de la capa muscular del esófago en su porción inferior —es decir, la mitad inferior del esófago parecía un píloro hipertrofiado del tamaño de una toronja—. Esta rara condición producía de forma obvia una obstrucción esofágica progresiva. En aquel momento, Carlitos solo tomaba líquidos y los deglutía muy lentamente.

Aunque yo nunca había visto un paciente con ese problema, sí tenía experiencia en cirugía esofágica y reemplazo del esófago; por ello, me sentí autorizado para decirle a la familia que con mucho gusto operaría a Carlitos. A pesar de ser de clase media, la familia solicitaba atención como paciente privado, así que tuvieron que hipotecar su casa para venir a México. Carlitos llegó con sus queridos padres y, de inmediato, los cuatro establecimos una relación muy amistosa; se trataba de personas sencillas, carismáticas y afables. Durante nuestra primera entrevista sentimos como si ya nos hubiésemos conocido antes. Carlitos y sus padres eran muy amigueros y resultaba muy fácil enamorarse de ellos; además, Carlitos era un niño con un carisma especial: siempre sonreía y era muy juguetón. Los padres confiaban en mí y yo me sentía halagado por su confianza. Disfrutábamos de la relación mágica que es fundamental en la cirugía pediátrica.

---

7 | En toda Colombia se referían a Efraín como el Profesor, ya que la mayoría de los cirujanos pediatras había sido adiestrada por él —y por otro eminente colega llamado Mizraim Méndez— en el famoso Hospital de Niños de la Misericordia (Bogotá).

La intervención quirúrgica se llevó a cabo exitosamente y sin incidentes. Logré extirpar la gigantesca mitad inferior del esófago y subir el estómago a la parte inferior del tórax para conectarlo a la mitad superior del esófago a través de una incisión toracoabdominal izquierda. Los padres quedaron muy impresionados por la pronta recuperación de su adorado hijo, quien pidió comida a las cuarenta y ocho horas de operado y solo estuvo en el hospital durante cuatro días, lo cual representó un alivio en el aspecto económico para la familia.

Tratándose de una familia católica, el siguiente paso obligado del viaje fue una visita a la Basílica de Guadalupe para dar gracias a la Patrona de México. Junto con mi familia, que estaba enterada del caso, decidí invitar a Carlitos y a sus padres a cenar a mi casa. Los recibimos con un pastel, globos y dulces. Carlitos entabló rápidamente una amistad con mis hijos. Cuando Carlitos y su familia regresaron a Colombia, durante los meses siguientes nos enviaron fotos y cartas de agradecimiento; allí se apreciaba a Carlitos comiendo de todo y ganando peso. Hasta ahí, el caso del pequeño era uno de los que nos permiten reafirmar que la mejor de todas las especialidades es la cirugía pediátrica.

Transcurrió un año durante el cual las noticias desde Colombia fueron siempre halagadoras. De pronto, me llegó una carta de la madre donde comentaba que creía que Carlitos estaba desarrollando los mismos síntomas de antes de la operación. Ella pensaba que quizá eran solo figuraciones de una madre angustiada, que lo que ocasionaba estas posibles fantasías era consecuencia de sus recuerdos y eterna preocupación. Traté de tranquilizarla y le indiqué que realizara los estudios radiológicos pertinentes; me los enviaron prontamente. Me horroricé cuando vi que la parte superior del esófago de Carlitos, originalmente sana, se había convertido en una masa similar a la que yo había resecado del esófago inferior.

La literatura mencionaba este fenómeno en adultos mayores; no encontré nada en la literatura pediátrica. Asumí la responsabilidad y le pedí a la familia que viniese nuevamente a México. Carlitos y sus padres llegaron tan sonrientes como se habían ido; una sonrisa basada en la confianza desarrollada durante la intervención anterior. Por mi parte, trataba de ocultar cierto grado de nerviosismo. Después racionalizaba y me repetía: «Será una operación similar a la anterior, solo hay que extirpar más alto el esófago y subir el estómago tanto como se requiera»; estimaba que no sería un problema grave desde el punto de vista técnico. Sin embargo, me inquietaba el hecho de que la masa del esófago hipertrofiado se extendía hasta la parte inferior del cuello a través de lo que los libros llaman el *thoracic outlet*, una zona muy delicada por lo limitado del espacio, su difícil acceso y la importancia de las estructuras contenidas: el esófago y la tráquea, así como arterias y venas muy importantes.

Llegó el temido día y pasamos a Carlitos a la sala de operaciones. Esta vez habíamos preparado sangre donada por el padre. Utilicé la misma incisión, ahora extendida hacia la parte alta del tórax. Nuevamente vi, casi con horror, la gran masa esofágica situada en la parte más alta del torso. Con mucho cuidado y sin problemas, disecconé la parte inferior de la masa. El corte de la porción superior resultó más difícil de lo que esperaba; por falta de espacio, había que hacer una disección casi a ciegas. Fue durante este proceso que desgarré una de las grandes venas, con lo que la operación se transformó en un drama. Durante dos horas —con el niño en estado de choque mientras se le trasfundían grandes volúmenes de sangre y le abría la parte alta del cuello y tórax, y quedaba con el esternón dividido—, finalmente logré contener el sangrado… solo para enterarme de que Carlitos tenía daño cerebral.

La confrontación con la familia fue por demás dolorosa tanto para ellos como para mí. Terminamos llorando abrazados en el corredor del hospital. Los sufridos padres, como seres humanos superiores, solo tenían manifestaciones de afecto para conmigo, lo cual en cierta forma exacerbaba mi dolor. Y ahora había que afrontar el problema de un niño colombiano de familia de clase media intubado, conectado a un respirador y con daño cerebral en un hospital privado, con un costo diario altísimo y a miles de kilómetros de su país.

Hubo que tomar una decisión muy dolorosa… A pesar de la tragedia, los sufridos padres solo tuvieron palabras de afecto y agradecimiento para mí. Regresaron a su país profundamente sacudidos y llevando con ellos un imborrable dolor y la pequeña urna que contenía las cenizas de Carlitos. Yo me quedé con una huella dolorosa imborrable. La lección aprendida fue muy clara: la operación debió haberse practicado con un cirujano cardiaco en la sala y con una bomba de circulación extracorpórea lista para ser usada en caso necesario.

Johnny

Johnny era un joven afrodescendiente de veintidós años sumamente inteligente e inquisitivo. No obstante, sus preguntas y comentarios tenían tintes de enojo —casi agresividad—, amargura, desconfianza y escepticismo. Exigía respuestas precisas y rápidas. Durante nuestra primera entrevista, Johnny se mostró indiferente y hostil; habló conmigo sin mirarme a los ojos.

Siguiendo la rutina diseñada para dialogar con pacientes «difíciles» que me impuse a lo largo de mi carrera, me senté junto a su cama y dejé que se expresara sin interrumpirlo. Cuando hubo terminado su tribuna libre, que incluyó una descripción detallada de sus enormes sufrimientos, que venían desde su niñez, me habló de lo que recordaba de sus múltiples operaciones. Todo su relato estaba impregnado de amargura y resentimiento. Antes de discutir su problema, le hice saber que merecía mi admiración por haber soportado y superado tantos problemas médicos y quirúrgicos. No era para menos.

El «joven negrito neoyorkino» —como me refería a él sin pronunciar palabra, pero sí cada vez que pensaba en su padecimiento— había sido sometido a múltiples operaciones que le habían dejado secuelas graves, las cuales afectaban negativamente su calidad de vida. En esta ocasión estaba en el hospital nuevamente a causa de una complicación grave. Por su mente transcurrían los mismos pensamientos recurrentes: «¿Y ahora qué?», «¿Qué se les va a ocurrir a estos cirujanos blancos desalmados?», «¿Qué más daño me van a hacer?», «¿No tienen bastante con lo mucho que me han mutilado?», «Siento que no contestan mis preguntas directamente y, cuando balbucean algo como respuesta, lo hacen sin mirarme a los ojos», «Me pregunto: si yo fuese blanco, ¿me habrían tratado igual?», «¿Para qué me mandan un cirujano más?», «¿Quién es este tipo?»…

Esta vez «el tipo» era yo... La historia de Johnny era muy larga y desconsoladora. Cuando era pequeño, sufrió de un tumor maligno llamado neuroblastoma. El tumor era invasivo, pero los cirujanos de Nueva York que lo operaron lograron extirparlo después de varias operaciones. Paralelamente, recibió la quimioterapia que se usaba en ese tiempo, además de grandes dosis de radiación en el abdomen. Después de un largo y doloroso camino, finalmente los médicos lo consideraron libre del tumor, es decir, ¡estaba curado! Sin embargo, muy pronto el precio que estaba pagando —y continuaría pagando— como consecuencia de la radiación administrada y las operaciones realizadas se hizo notar. Quedó paralizado desde la cintura hasta los pies, y los tejidos radiados sufrieron daños muy severos.

Mientras que el tórax crecía normalmente durante su niñez, pubertad y adolescencia, el abdomen y las extremidades inferiores no se desarrollaron. Dado que la mitad inferior de su cuerpo estaba totalmente atrófica, se movía usando las extremidades superiores. Uno podía apreciar el considerable desarrollo muscular de estas, que contrastaba con la atrofia y parálisis de las extremidades inferiores. Irónicamente, desde pequeño, Johnny mostró una inteligencia superior. Cursó brillantemente la enseñanza primaria, el *high school* y la *college*, de donde se graduó de ingeniero con excelentes calificaciones.

Pero como consecuencia de su padecimiento inicial, así como de las operaciones y tratamientos a los que había sido sometido, no tenía continencia fecal o urinaria ni función sexual. Como consuelo, Johnny contó siempre con el apoyo incondicional de toda su familia, quienes no escatimaban esfuerzos para hacerle sentir su apoyo e ilimitado amor. Todos sus familiares estaban muy orgullosos de los logros académicos de Johnny, así como de su destacada carrera profesional. El joven, de acuerdo con su familia —y con justificada razón—, trataba de mantenerse alejado de los hospitales. No obstante, desafortunadamente, esta vez había desarrollado un cuadro de apendicitis aguda que lo obligó a asistir al hospital en el que yo trabajaba, en Long Island, Nueva York.

Lo cirujanos que lo intervinieron pertenecían a mi servicio; pero lo que creíamos que sería una operación rápida y fácil se convirtió en una pesadilla de varias horas de duración. A decir de los especialistas involucrados, el abdomen de Johnny parecía un bloque de cemento. Cada intento de movilizar un asa intestinal terminaba con una perforación. Los cirujanos solo lograron, después de varias horas, drenar el absceso consecutivo de la apendicitis. Como era de esperarse, una semana después de la operación, Johnny desarrolló múltiples fístulas intestinales —es decir que por la incisión y otros sitios del abdomen drenaba contenido del intestino delgado alto proveniente de las lesiones sufridas durante el procedimiento—. Esto significaba que solamente absorbía nutrientes de su intestino delgado en una porción muy pequeña. Además, sufría mucho por la irritación de la piel del abdomen que producían las secreciones intestinales (el problema era equivalente a una quemadura grave). Perdía peso diariamente por la falta de nutrición y, por tanto, fue necesario administrarle alimentación parenteral a través de una vena del tórax, ya que la mayoría de las venas periféricas habían sido sacrificadas.

Los cirujanos tenían la buena intención y la esperanza de que las fístulas cerrarían espontáneamente. No obstante, es bien conocido que las fístulas intestinales no se ocluyen cuando hay una obstrucción distal (más allá del sitio de la fístula), lo cual era el caso de Johnny. Pasaron las semanas y el joven se deterioraba: las fístulas no cerraban, sus venas se dañaban y, como habíamos supuesto[8], el hígado comenzó a mostrar signos de daño severo a causa de la alimentación parenteral al grado de que Johnny se puso ictérico (amarillo). Yo, como jefe de cirugía, seguía de cerca el caso —aunque sin participar—, así como a los responsables, que eran los cirujanos adscritos. Como solía suceder, me pidieron que evaluara a Johnny. Yo entendí que esa «evaluación» era en realidad una forma de librarse de la responsabilidad del caso al transferírmela. En mi posición de jefe y, además, acorde con mis principios éticos, no podía rehusar evaluarlo ni hacerme responsable de su cuidado.

Así fue como Johnny y yo nos conocimos. Por supuesto, primero transcurrió un periodo de desconfianza, pero al final iniciamos una larga y profunda conversación. Johnny no aceptaba palabras bienintencionadas pero alejadas de su realidad; dado su elevado cociente intelectual, exigía respuestas claras y apegadas a la verdad. Tampoco le gustaba que lo compadecieran. Básicamente, le expliqué a Johnny que, de seguir con la alimentación parenteral, moriría por daño hepático. La otra alternativa era operarlo con la esperanza, muy utópica, de que pudiésemos cerrar las fístulas y reconectar una porción más de su intestino para que así lograra absorber nutrientes y descontinuáramos la alimentación parenteral. Sin embargo, ningún cirujano quería llevar a cabo esta última opción en virtud de que, de acuerdo con la descripción de los especialistas que lo habían intervenido, el abdomen de Johnny era inaccesible; una pesadilla. La mayoría de los cirujanos prefería que muriese de insuficiencia hepática y no como consecuencia de una operación por demás complicada.

8 | Es bien sabido que la administración de alimentación parenteral por tiempo prolongado suele producir daño hepático que puede acabar con la vida del paciente.

Johnny me escuchó atentamente, pero hube de repetir mi discurso varias veces. Por supuesto, una vez que me involucré en el caso, los cirujanos responsables desaparecieron «elegantemente»... No fue ni la primera ni la última vez que experimentaba esto. Cuando el barco se está hundiendo —al grito de «¡sálvese quien pueda!»—, suele acabarse el profesionalismo y la caballerosidad. Johnny y yo platicábamos largamente todos los días y el planteamiento era siempre el mismo: continuar con la alimentación parenteral en espera de la muerte, o bien, operarlo, pero con muy pocas posibilidades de resolver su problema. Al final de nuestras conversaciones, Johnny me hacía saber que pensaría al respecto y me comunicaría su decisión al día siguiente. Empero, al día siguiente divagábamos y la decisión no llegaba.

Entonces ocurrió lo más doloroso: Johnny y yo nos hicimos amigos, y con ello aumentaron mi constante preocupación y sufrimiento, que parecían no tener fin. El tono de sus preguntas dejó de ser agresivo; solíamos platicar tomados de la mano. Me enteré de la integración de su familia y de que todos sus familiares estaban muy orgullosos de él; que era el personaje más distinguido de la familia y tenía grandes planes tanto profesionales como personales. ¡Incluso tenía una novia muy linda y pensaban casarse...! Johnny también se interesó en mi vida personal y profesional. ¡Qué ironía! Un joven que se acercaba a la muerte se interesaba en mi vida... Me sentí con la confianza de compartir con él relatos e historias personales. Él decía que me admiraba, pero estoy seguro de que yo lo admiraba más a él. Eso acontece entre verdaderos amigos.

Nuestro diálogo dejó de ser profesional y se convirtió en un intercambio espiritual, con lo que nuestra amistad se fue solidificando. Mi visita vespertina se convirtió en rutina y necesidad para él; para mí, en un evento diario muy doloroso. Como suele suceder, dejar que Johnny hablara y dijese todo lo que sentía se transformó en una forma de psicoterapia y consuelo. Hablaba de sus planes como si estuviese seguro de que sus sueños se volverían realidad. Nuestra amistad crecía, convirtiéndose en cariño, al tiempo que me invadía una pena no mitigable. Finalmente, cuando el problema hepático se estaba tornando peligroso, una tarde, al pasar visita, Johnny me dijo intempestivamente:

—¡¡¡Opéreme, doctor!!!

Durante unos minutos le expliqué una vez más los elevados riesgos de la operación; quizá deseaba inconscientemente que Johnny desistiera de la idea, pero todo fue en vano: en la mente de Johnny, la decisión estaba tomada… No me fue fácil conciliar el sueño durante las dos noches siguientes; durante el día, no podía apartar de mi mente la cara de Johnny. Dos días después lo ingresamos a la sala de operaciones. La despedida de sus familiares fue particularmente emotiva y dolorosa. El día parecía gris y el aire se sentía pesado y angustioso. Todos presentíamos que nos acercábamos a un abismo. Su familia me abrazó con lágrimas en los ojos mientras Johnny y yo nos tomábamos de la mano.

El anestesiólogo avisó que estaba listo. Johnny y yo nos miramos fijamente. Sus ojos se humedecieron y los míos también. Cuando Johnny cerró los ojos, sintió que se desplazaba, casi levitando, por una vereda de tenue color azul donde percibía un aroma agradable. Sonreía, porque estaba acompañado por las personas que amaba y porque me tenía tomado de la mano… Fue un sueño del que nunca despertó. Yo seguí mi camino sin poder despojarme del dolor; con todo, intentaba sonreír por las mañanas para tratar de darles confianza a mis pacientes.

Julieta

Eran las cuatro de la tarde en el entonces Hospital IMAN (después Hospital del Niño DIF y ahora Instituto Nacional de Pediatría). Estaba en mi oficina en el segundo piso del edificio cuando recibí una llamada telefónica del servicio de infectología, situado en el cuarto nivel. La voz del otro lado se oía agitada: solicitaban una consulta urgente porque una niña sangraba profusamente. Salí de inmediato y subí las escaleras. Al llegar, jadeante, me sorprendió ver a una niña de alrededor de doce años, de facciones bellas pero pálida y sudorosa, con un tubo nasogástrico que drenaba abundante sangre, como si se tratara de una llave abierta. Pregunté la razón por la que la menor estaba encamada y me informaron que había ingresado hacía siete días con un diagnóstico de «fiebre de causa por determinar»; pero esa tarde había vomitado sangre abundante, de ahí que le pusieran la sonda nasogástrica.

Ordené que alguien se asegurara de que el elevador mantuviese la puerta abierta, otra persona debía llamar a la sala de operaciones y pedir que abrieran un quirófano de urgencia, una más debía comunicar a anestesia que teníamos una operación de emergencia; también había que alertar al banco de sangre y alguien iba a ayudarme a empujar la camilla con la paciente hacia el elevador. La niña llegó a la sala de operaciones en estado de *shock*. Los anestesiólogos actuaron con rapidez y eficacia: canalizaron un par de venas para trasfundir sangre a presión y aplicaron la anestesia. Decidí abrir el abdomen con una gran incisión media transumbilical. No había sangre en la cavidad abdominal, pero noté que el estómago estaba ampliamente distendido y en tensión; decidí abrirlo y encontré grandes coágulos. Los extraje y, para mi sorpresa, no encontré ninguna causa de sangrado en el órgano. Sin embargo, noté que un gran coágulo protruía de la unión esofagogástrica. Al extirparlo, salió sangre roja (arterial) a presión, como si hubiese abierto una llave.

El anestesiólogo me informó que había ya trasfundido cuatro litros de sangre y la paciente seguía en estado de choque. El banco de sangre hacía lo posible por enviar más; incluso a través de las bocinas del hospital se pedía al público que donara. Le pedí al anestesiólogo que introdujese una sonda esofágica de Sengstaken-Blakemore (que solíamos usar para cohibir el sangrado de las venas esofágicas en casos de várices) y que elevara la presión del balón esofágico de la sonda hasta su máxima capacidad; aun así, no lográbamos detener el sangrado y solo le causamos dificultad para ventilar a la paciente, pues el volumen del balón le comprimía la tráquea.

Rápidamente, abrí su tórax con una incisión torácica baja a fin de tener acceso al esófago. Para mi sorpresa, el esófago inferior se veía normal, pero se sentía una masa en la parte alta del hemitórax. Hice otra incisión en la parte alta del torso, con la que tuve acceso a esta. Al intentar moverla, comenzó a sangrar profusamente. La hemorragia era obviamente arterial: la aorta estaba comunicada por un gran orificio con el esófago. Coloqué dos pinzas vasculares en cada extremo de la aorta y pedí que me trajesen un injerto de teflón para tratar de conectar los cabos de la arteria... Entonces el anestesiólogo me informó que la paciente ya estaba en paro cardiaco. Todo intento de resucitación fue en vano; Julieta falleció.

El estudio *post mortem* mostró que ella sufría de un aneurisma micótico de la aorta que se perforó hacia el esófago. Lo siguiente fue la dolorosa confrontación con la familia de la linda niña, a quien tuve que decirles que su hermosa hijita, que hacía solo unos días jugaba felizmente, acababa de fallecer.

LA ETAPA CREATIVA Y GENEROSA DE LOS PADRES Y EL PODER DE LOS NIÑOS

El nacimiento de un niño o niña con una malformación congénita genera muchos eventos por demás dramáticos y dolorosos, sobre todo en los padres, cuyo sufrimiento es indescriptible. No obstante, como si se tratase de un cuento de magia y fantasía, la presencia de ese pequeño ser puede desencadenar una serie de eventos de gran trascendencia que, al paso del tiempo, beneficia a muchos. Los sentimientos y actitudes de los padres de infantes con defectos al nacer suelen cambiar con el transcurso de los días. El drama tiende a surgir durante el nacimiento, con el choque que sufren los progenitores al enterarse de que su tesoro tiene un defecto; después deviene en un estadio de dolor acompañado de enojo: con la vida, con el destino y, finalmente, con Dios.

La siguiente etapa es un proceso de adaptación, aceptación y amor cuando el pequeño sobrevive, aunque sea con defectos y limitaciones. Con defectos o sin ellos, los padres lo aman y, en especial, la madre lo protege —por su vulnerabilidad— más que a los otros hijos sanos. En una etapa posterior, aun en casos en que su hijo o hija fallece, los padres superan los estadios más dolorosos y suelen iniciar una etapa de «búsqueda de un significado» para la vida de su adorado descendiente. Se preguntan: «¿Hay una razón por la que tuvimos a este(a) hijo o hija?».

Los padres creyentes piensan que debe haber un motivo por el cual «Dios se los envió». Aun en el caso de que el niño o la niña muera, su huella debe trascender y tener un significado. Es en ese momento mágico cuando los padres conciben la idea de hacer algo simbólico y trascendental en nombre de su adorado retoño; pueden hacerlo de muchas maneras, la más frecuente es que la imagen de su pequeño o pequeña sobreviva en la forma de una fundación u organización que beneficie a muchos niños con problemas similares. Así se han creado diversas fundaciones u organizaciones filantrópicas financiadas por padres agradecidos y con recursos económicos. Esto es una muestra de lo que yo llamo «el poder de los niños».

A continuación, comparto tres relatos que ejemplifican lo mencionado arriba.

Lilly

Huan-Su y Jen-Sua vivían en una provincia china cercana a Pekín; tenían un hijo de tres años que era su más preciado tesoro. Ambos trabajaban, vivían humildemente y conformes con su destino, como la mayoría de los ciudadanos chinos de esa provincia y de esa época. Al nacer su hijo, el malencarado delegado local del Gobierno les había advertido que no deberían tener más prole, porque así lo había decretado el supremo líder. Las penas infligidas por violar esa norma eran serias y humillantes: se les abucheaba y castigaba físicamente en público.

La pareja había nacido y crecido después de la Revolución de Mao, pero sus padres sí habían vivido en la China prerrevolucionaria. Huan-Su y Jen-Sua habían leído muchas veces el *Libro Rojo de Mao*, es decir, habían sido adoctrinados[9]. Sin embargo, dentro de lo humanamente posible, se habían adaptado al régimen totalitario mediante una actitud realista indispensable para sobrevivir, de tal modo que habían aceptado su situación y su destino. Esta actitud solemos adoptarla los humanos cuando atravesamos circunstancias adversas y se agotan las esperanzas.

---

9 | Como la mayoría de los jóvenes de su generación —unos en China con Mao, otros en los países comunistas con Marx y otros en el resto del mundo que leían a Marx aun sin vivir en un país comunista o socialista—, fuimos seducidos al compenetrarnos con la esencia de la maravillosa utopía que representaba la sociedad comunista. Se nos decía que: «Todos seremos iguales: el panadero hará pan y con ello estará tranquilo; el carpintero hará muebles y consumirá el pan del panadero; el médico curará a las personas, comerá el pan del panadero y disfrutará de todos los bienes producidos y conservados por el resto de la comunidad. Será una vida sin preocupaciones, porque el Gobierno proveerá todo lo necesario para vivir una vida feliz sin incentivo material. Los niños asistirán a una escuela donde aprenderán todo lo necesario sobre la igualdad. Al cabo de una generación, esos niños serán adultos desprovistos de incentivo material». ¡Qué maravilla!

Pero los ideólogos y filósofos marxistas no tomaron en cuenta algo importantísimo conocido como naturaleza humana. Más allá de las buenas intenciones de algunos hombres virtuosos, el funcionamiento de la madre naturaleza se basa en la desigualdad y la supervivencia del más fuerte. Tendríamos que cambiar la estructura genética de los humanos para lograr una sociedad igualitaria utópica como la que pretende la sociedad comunista. Al cabo de una generación, los países comunistas estaban muy distantes de ser las sociedades ideales esperadas. Una mirada crítica al interior de ellos mostraba que, como en el resto del mundo, reinaba la discordia, la ambición y la corrupción. Pero más grave aún era la falta de libertad, que es, después de la vida misma, quizá el bien más preciado de los humanos.

Los jóvenes de esa generación nos dejamos seducir por aquella hermosa utopía, pero tuvimos el privilegio de ver la realidad: lo que pasó cuando los líderes comunistas intentaron implementar esa filosofía a sangre y fuego. La gente ahora dice cosas terribles en contra del comunismo y el socialismo, así como de sus ideólogos (Marx y Engels), pero yo creo que la utopía sigue siendo bella; el que falló —y probablemente siga fallando— fue el ser humano. Marx no dijo: «Vayan e impongan el régimen comunista, y a los que se resistan mátenlos o mándenlos a Siberia», como lo hizo Stalin y, en su medida, Castro Ruz. Asimismo, George Washington y los hombres que crearon la hermosa Constitución de Estados Unidos de América tampoco dijeron: «Vayan a otros países a imponer la democracia y el capitalismo, y a los que se resistan mátenlos», como ocurrió en Vietnam. Tampoco Jesucristo dijo: «Id y divulgad el Evangelio, y a los que no lo acepten quémenlos», como lo hizo muchísimas veces la Santa Inquisición en muchos lugares del mundo. Así pues, somos los hombres quienes interpretamos, a nuestra conveniencia, las ideas marxistas, capitalistas, democráticas y cristianas, y las imponemos a sangre y fuego.

Como consecuencia de las estrictas reglas impuestas por el régimen, así como de los castigos que se aplicaban a los que las violasen, ambos intentaban evitar el embarazo por todos los medios a su alcance; pero Dios, o el destino, tiene un sentido del humor que, a veces, se antoja negro. Asimismo, la madre naturaleza tiene mucha experiencia y muchos trucos para asegurar la supervivencia de la especie humana. Durante el otoño, la joven madre se dio cuenta con horror de que no había tenido su menstruación: tenía un retraso de tres semanas. Angustiada, esperó un mes más: un mes agobiante que le impidió pensar en otra cosa. La menstruación no llegaba. Después de ese tiempo, comenzó a tener síntomas que ella reconocía como propios de un embarazo temprano. No quería decirle a su esposo lo que estaba pasando porque sabía que Huan-Su era de temperamento explosivo, sobre todo cuando afrontaba situaciones adversas.

Jen-Sua sabía que el Gobierno chino ofrecía la posibilidad de practicarse un aborto; pero ella, además de tenerle miedo al procedimiento mismo, por razones que desconocía, se debatía y, como todas las madres, no aceptaba la idea de quitarle la temprana vida a la incipiente criatura que llevaba dentro de su cuerpo. Transcurrieron las semanas y llegó el momento en que Jen-Sua no pudo evitar que su esposo se diera cuenta. Pasados los gritos y los regaños, la pareja logró dialogar: «¿Qué vamos a hacer?», se preguntaban Jen-Sua y Huan-Su durante la noche, angustiados, con insomnio y ansiedad. En un pasado muy cercano habían presenciado la magnitud de la crueldad y de la humillación que las autoridades chinas implementaban, generalmente en público, cuando se trataba de castigar a una persona que hubiese violado las disposiciones del gobierno comunista.

Entre titubeos e indecisiones, el tiempo voló. La vida siguió sin que la pareja se atreviese a tomar una decisión. De pronto, se percataron de que ya había pasado la fecha límite para llevar a cabo el aborto. Finalmente, durante el octavo mes a medianoche, el trabajo de parto se desencadenó. Por fortuna, eran amigos de una comadrona que vivía cerca de su casa. El parto se llevó a cabo con gran discreción y en secreto dentro de su propia vivienda. ¡Fue una niña! Aunque pequeña, parecía sana y tenía unas facciones muy finas. Gracias al cielo, ninguna persona en el barrio pareció enterarse. Padre y madre hacían todo lo posible para que nadie se diera cuenta de la presencia de su pequeñita, a quien decidieron llamar Lilly.

Como todas las madres de la historia de la humanidad, Jen-Sua comenzó a amamantarla amorosamente. Al paso de las semanas, la unión emocional madre-hija aumentó al tiempo que crecía la angustia ante la amenaza de la separación, ya que en algún momento alguien se percataría de la nueva ciudadana. Mientras más convivían, los padres se dieron cuenta de que el amor por la bebé aumentaba junto con su indecisión y temor; las tiernas sonrisas de la niña desencadenaban el llanto de los padres. Las conversaciones cuchicheadas en medio de la noche continuaron hasta que, durante una de aquellas agitadas madrugadas, Huan-Su tomó la firme decisión de deshacerse de la niña de forma anónima: la dejarían en la puerta de la oficina de la Policía, como mucho otros ya habían hecho, según los rumores que corrían en el pueblo.

A pesar del llanto de Jen-Sua, la decisión estaba tomada. A las cuatro de la mañana, un tembloroso Huan-Su llevó sigilosamente a su pequeña hija envuelta en varias cobijas para protegerla del frío hasta la oficina de la Policía. Cuidó que nadie lo viera y dejó el pequeño bulto en el quicio de la puerta con un papel que decía: «Su nombre es Lilly». Después, compungido y tembloroso, se alejó rápidamente del lugar. Al llegar a su casa encontró a su esposa hecha un mar de lágrimas; hizo lo posible por consolarla, sin conseguirlo…

A las siete de la mañana, los oficiales descubrieron a la pequeñita, quienes de inmediato la trasladaron a una casa-hogar-orfanatorio gubernamental. Ahí creció la hermosa Lilly y, muy pronto, por su bella y vivaz sonrisa, se ganó el cariño de quienes la cuidaban. Sin embargo, Lilly sufría de una serie de síntomas para la que los doctores chinos no encontraban explicación: la niña vomitaba con frecuencia, su abdomen parecía estar muy distendido y no ganaba peso de la forma esperada. Finalmente, un doctor local examinó meticulosamente a Lilly y descubrió que tenía un defecto en el ano cuyas características no podía especificar. No obstante, con ignorancia y buena intención, solo prescribió laxantes, que apenas mejoraron pero no curaron el problema de la pequeña.

Dos años después, en un lugar muy lejano (Estados Unidos de América), en una hermosa mansión rodeada de un esplendoroso bosque, se llevaba a cabo una conversación interesante. Jim, el señor de la casa, conversaba con su esposa sobre la posibilidad de adoptar a dos niñas. Él era un hombre rico que había hecho su fortuna «a pulso». Su historia es digna de ser relatada: había nacido en un hogar de clase media baja; siempre obtuvo buenas calificaciones en la escuela primaria y secundaria, y era uno de esos soñadores que se proponen hacer de sus sueños una realidad.

Fue aceptado en la universidad de su estado con una beca especial; aun así, tenía que trabajar por la noche para lograr sobrevivir. Su trabajo era dentro de la misma universidad: limpiaba las aulas en donde estudiaba durante el día. Sin proponérselo, se forjó un carácter sólido y una voluntad inquebrantable.

Al terminar sus estudios, consiguió trabajo en una empresa importante. Ascendió rápidamente en la compañía y se ganó la confianza del dueño, lo cual le ayudó eventualmente a convertirse en socio. El dueño, al retirarse, decidió venderle la empresa a Jim, quien concedió un nuevo impulso a la organización y la convirtió en multinacional. Como era de esperarse, Jim se volvió multimillonario. Al mismo tiempo, formó una hermosa familia; los hijos e hijas crecieron y se mudaron a distintas partes del país. Fue entonces que Jim, ya sin dependientes, en la soledad de su hermosa y enorme mansión, concibió la idea de adoptar a dos niñas.

Jim había alcanzado la edad en que los hombres buscamos la significación o trascendencia de nuestro existir, de nuestro tránsito por este planeta; por ello, no solamente buscaba la estimulante presencia, las risas, las travesuras y los llantos infantiles, sino que sintió la necesidad superior de llevar a cabo una labor humanitaria que contribuyese a justificar su existencia. Por ello, decidió adoptar a dos niñas con malformaciones congénitas. En el país era común que algunas parejas, incapacitadas para tener hijos, adoptaran niños de otros países; pero lo inaudito de este caso fue que Jim había especificado que debían ser niñas con malformaciones congénitas. Esta es una forma elevada de filantropía poco conocida.

Se sabía de antemano que Jim era particularmente sensible y generoso cuando se trataba de niños o niñas enfermos: desde hacía varios años había decidido ser una parte importante del patronato del hospital infantil de su ciudad. Era quien más dinero donaba, pues era uno de esos personajes poco comunes que hacen de su pasado con limitaciones un motor que genera generosidad y bonhomía. Rápidamente, Jim se dio a la tarea de buscar países que pusieran pocas trabas burocráticas para la adopción infantil; encontró que China era, en ese tiempo, el más accesible. Estableció los contactos necesarios y halló en Pekín el orfanatorio que parecía más accesible y amistoso. Partió de inmediato a visitarlo y fue recibido con gran amabilidad. Los directivos le dijeron que tenían varias niñas muy lindas, sanas y listas para ser adoptadas, pero Jim insistió en recordarles que quería niñas con malformaciones congénitas.

Los empleados de inmediato lo condujeron a las salas donde estaban las niñas de uno a dos años de edad según sus requerimientos. Al caminar entre las cunas, de pronto Jim sintió que una mano pequeña y tierna atrapó con fuerza su dedo pulgar. Volteó para ver quién era la criatura que lo sujetaba y pudo ver la sonrisa de Lilly, que se rehusaba a soltar su dedo. Invadido por la ternura, tanto él como los empleados se sorprendieron de la persistencia de Lilly, quien, impulsada por una fuerza desconocida, se negaba a dejar ir el dedo de su futuro protector y guía. «Yo vine a escoger una niña pero fui escogido…», pensó Jim, atrapado en el amor que duraría muchos años. En el acto, expresó su deseo de llevarse a Lilly; los directivos del orfanatorio le informaron que la niña tenía un defecto en el ano; aun así, Jim insistió en llevársela. Escogió, además, a otra niña muy linda quien sufría de una amputación congénita de un brazo. En la mente de Jim, bullían la idea y la seguridad de que, muy probablemente, podría ayudar a resolver cualquier problema congénito que tuviesen las niñas dada su influencia en el hospital infantil de su ciudad.

Como en una versión moderna de un cuento de hadas, las dos pequeñas huerfanitas volaron para vivir en el país más rico del mundo y hospedarse en la que sería su nueva mansión. Jim estaba feliz con su obra y se sentía muy optimista respecto a los cuidados médicos que les prodigaría a las pequeñas en cuanto llegaran a casa. Tal como lo había planeado, tan pronto como llegaron, Jim se dirigió al hospital que tanto estimaba y en donde era una figura muy respetada. Descubrió que el lugar contaba con un excelente servicio de rehabilitación y fisioterapia pediátricas, quien sería el encargado de atender a la pequeña con la amputación congénita. Después, Jim preguntó por el especialista en problemas colorrectales para que atendiera a Lilly, pero se desilusionó bastante cuando se enteró de que el hospital no contaba con tal subespecialidad.

—De hecho —le dijeron—, tal subespecialidad no existe en el mundo. Sin embargo, hay un cirujano de origen mexicano en Nueva York con excelente reputación que ha hecho contribuciones importantes en el manejo de estas malformaciones.

Dos semanas después, Jim y Lilly se presentaron en mi hospital. Jim no usó ningún privilegio o recomendación; simplemente solicitó una consulta. Tampoco pidió que se le atendiera prioritariamente, es decir, de manera anticipada a todas las demás citas. Como miembro del patronato de un hospital importante, podría haber tenido acceso a la consulta de forma prioritaria si usaba sus influencias. Jim mostraba una sencillez o humildad sinceras que solo poseen los grandes hombres, aspecto que habría de confirmar tiempo después. Resultaba llamativo que fuera precisamente Jim —y no su esposa o una enfermera— quien se presentaba personalmente durante las consultas; era el quien se interesaba en cada detalle relacionado con la malformación de Lilly, así como en los detalles del tratamiento requerido. Jim y Lilly permanecieron varios días en Long Island para llevar a cabo el manejo necesario de la pequeña. Al final de la última consulta, Jim me preguntó:

—Doctor Peña, supe que está interesado en crear un centro colorrectal para niños a fin de ofrecerles a estos pequeños un manejo integral y multidisciplinario.

—Así es, señor —contesté.

—¿Cuánto costaría un centro como ese?

Obviamente, la pregunta me tomó por sorpresa. Aunque había sopesado la creación de ese centro, como cirujano nunca había pensado o siquiera estimado el costo de semejante proyecto. Pensé durante un par de minutos y después dije:

—Podríamos platicar al respecto, ¿tiene usted tiempo?

—Cuando usted guste —respondió el señor Jim.

Su respuesta me sorprendió. ¿Se trataría de un millonario? Me pareció una posibilidad rara considerando la sencillez que emanaba y el interés sincero que mostraba en los detalles del manejo de Lilly; algo por demás inusitado. De esa consulta y del tratamiento de su hija nacerían una amistad imperecedera, productiva y trascendente entre Jim y yo. Él y Lilly regresaron a su lugar de origen y, dos semanas después, recibí la visita inesperada de Jim y del jefe de cirugía del hospital infantil de dicha ciudad con un contrato muy atractivo para crear el centro colorrectal tal como yo lo había soñado.

«Los sueños se vuelven realidad (tanto los míos como los de Lilly)», pensé.

Lilly y su hermanita despertaron como princesas en una hermosa mansión, rodeadas de amor. Muy pronto se adaptaron a su nueva vida y aprendieron inglés. Durante su paso por el kínder, Lilly hizo un dibujo y su profesora, llevada por la curiosidad, le preguntó qué era. Lilly respondió:

—Es un Picasso.

Sorprendida, la maestra insistió:

—¿Y en dónde viste un Picasso?

A lo que Lilly respondió:

—En mi casa tenemos dos.

Lilly y su hermanita son ahora dos lindas jóvenes profesionales y libres. De igual forma, además de fundar el centro colorrectal, Jim creó la Colorectal Chair, que incluyó un donativo de dos millones y medio de dólares destinado a sufragar los gastos académicos del centro. Esta historia es un poderoso ejemplo del «poder de los niños».

Antonio

Antonio era un joven empresario mexicano inteligente, trabajador, rico y afortunado, una combinación de cualidades que supuestamente asegura una vida plena y placentera. Pero la vida y el llamado destino crean rutas impredecibles y, a veces, crueles. Es cierto que Antonio tuvo el gran apoyo económico de su padre, lo cual le facilitó emprender sus propios negocios, pero muy pronto quedó de manifiesto que él había nacido con el talento y vocación necesarios para ser un exitoso hombre de negocios, con o sin la ayuda de su padre. Tuvo el buen tino de escoger una guapa e inteligente compañera como esposa: María Eugenia. Ella, además de guapa e inteligente, también era integrante de una prominente familia, es decir, económicamente favorecida. Como era de esperarse, el matrimonio fue todo un acontecimiento entre los miembros más prominentes de la élite social.

Muy pronto se supo que María Eugenia estaba embarazada. La noticia fue recibida con gran entusiasmo; los abuelos de ambas familias se felicitaron al enterarse de que su linaje continuaría. La joven pareja asistió a consulta con el obstetra más connotado de la ciudad y el embarazo transcurrió sin incidentes. Durante el parto, el cordón umbilical se enredó en el cuello de la bebé[10]; a pesar del contratiempo, todo salió bien. El producto fue una hermosa niña, a la que, por supuesto, llamaron María Eugenia. El evento mereció un generoso festejo, que unió aún más a las dos prominentes familias.

Dos años después, María Eugenia madre anunció que estaba embarazada nuevamente. Esta vez, el embarazo terminó en un parto que el obstetra calificó como eutócico, que quiere decir «normal». Para felicidad de toda la familia, nació un hermoso niño. Un día después de su nacimiento, les informaron a los padres que «algo» no estaba bien con el recién nacido y debían realizarle estudios. Los médicos se esforzaron para evitar que se preocuparan demasiado por

10 | Una condición que pone en peligro la vida del recién nacido(a) y requiere de hábiles maniobras de parte del obstetra para evitar la hipoxia del bebé.

ese «algo» que afectaba a su adorado bebé; pero todos sabemos que nada puede impedir que la imaginación de los padres piense en lo peor.

Previo al parto, los jóvenes habían estado en contacto con el doctor Adrián Rodríguez Macedo, quien era el pediatra más prestigioso entre las familias pudientes de la ciudad. Él y los neonatólogos del hospital donde nació el niño llevaron a cabo los estudios pertinentes, solo para concluir que el bebé había nacido con una malformación llamada atresia del esófago de segmento largo (no tenía esófago), que es la variedad más compleja de ese tipo de malformaciones. Cuando llegó el momento de decidir quién era la persona más preparada para llevar a cabo la reparación, el doctor Rodríguez Macedo no titubeó y, de inmediato, contactó al doctor Francisco Beltrán Brown, jefe de cirugía del único hospital infantil del país en aquella época, quien era, además, el cirujano pediatra con más clientela privada del país.

El doctor Beltrán Brown acudió a ver al recién nacido y dijo que, obviamente, requeriría de dos intervenciones quirúrgicas. La primera debía practicarse de inmediato; se trataba de una esofagostomía cervical, es decir, la pequeña porción ciega de esófago que el niño tenía en el cuello se conectaría a la piel para que la saliva que deglutiese fuera expulsada y así evitáramos que pasara a la tráquea y a los pulmones, lo cual provocaría bronconeumonía, que podía ser mortal. En la misma sesión, el cirujano haría una gastrostomía, es decir, colocaría un tubo en el estómago a través de la pared abdominal para alimentar al niño. La segunda operación sería la más importante: reemplazaríamos el esófago con una porción del colon. Dada la magnitud de esta segunda intervención, el cirujano propuso esperar varios meses entre la primera y segunda operación para que el niño estuviese en condiciones de tolerar el procedimiento.

La familia decidió bautizar al bebé antes de la primera cirugía. Lo llamaron Antonio; Toñito, de acuerdo a la tradición. La esofagostomía y gastrostomía se llevaron a cabo exitosamente; el bebé se recuperó y fue dado de alta. La joven pareja de juniors, que atravesó un trance por demás trágico e inesperado, en unos pocos días se graduó de padres adultos: aprendieron a cuidar la piel del cuello del bebé para que no se irritara con su saliva y también se volvieron expertos en el manejo de la gastrostomía. Con los años, asistirían periódicamente a consulta con el doctor Beltrán Brown para cambiar el tubo.

Conforme Toñito crecía, mostraba su radiante personalidad. Los padres, inundados de amor y ternura, no escatimaban tiempo ni esfuerzos para cuidarlo y mimarlo. Le colocaban una pequeña toalla alrededor de su cuello para recolectar su saliva, la cual cambiaban frecuentemente a fin de asegurarse de que su piel no se irritara; además, protegían dicha zona con diferentes tipos de ungüentos. El doctor Rodríguez Macedo veía al niño cada mes para cerciorarse de que todo iba bien tanto con la gastrostomía como con la esofagostomía; asimismo, se encargó de que el bebé recibiera los cuidados necesarios para que tuviese un desarrollo normal. Por su parte, los abuelos descuidaban algunas de sus actividades sociales porque querían estar lo más cerca posible y pasar más tiempo con su preciado nietecito.

Transcurridos unos meses y en virtud del excelente crecimiento de Toñito, el doctor Beltrán Brown dijo que había llegado el momento de llevar a cabo el procedimiento más importante: el reemplazo del esófago con una porción del colon del niño. Se fijó la fecha: la operación duró seis horas, después de las cuales la angustia de los padres y abuelos se alivió cuando el cirujano salió de la sala de operaciones para anunciar que todo «había ido muy bien» y que Toñito permanecería en la unidad de terapia intensiva por un par de días. Los padres se quedaron en el hospital, en el cuarto que se le había asignado al niño, para así poder estar cerca de la unidad de terapia intensiva y estar al tanto, día y noche, de lo que ocurría con su adorado hijo.

La operación para reemplazar el esófago inexistente usando una porción del colon es un procedimiento complejo, en virtud de que incluye invadir, en un solo momento, el abdomen, el tórax y el cuello del paciente. Por ello, durante su estancia en terapia intensiva, el estado de Toñito se reportaba diariamente como «delicado». Al quinto día, el estado del niño empeoró; alguna de las anastomosis (esófago-colon) se había desprendido. Eso se conoce, en términos médicos, como dehiscencia y es una complicación muy grave. El doctor Beltrán Brown decidió reoperar al pequeño, pero el estado clínico del paciente no mejoró. Al octavo día de la intervención, Toñito falleció...

Dolor, recuerdos y cuestionamientos se quedaron atrapados en la mente de los padres. Surgieron las preguntas sin respuesta: «¿Qué hicimos mal?», «¿Por qué Dios nos causa tanto dolor y sufrimiento?». El dramático evento conmovió a ambas familias. Súbitamente, la joven pareja se percató de cuán frágil y vulnerable era a pesar de su nivel social y económico. ¡Qué caprichoso y cruel podía ser el destino! Para las familias era irónico pensar que, a pesar de contar con todos los recursos necesarios para curar al niño, el destino había trazado una ruta adversa, una ruta difícil de aceptar. La muerte de un niño ha sido y seguirá siendo un evento inaceptable para los humanos, religiosos o no.

Todos los objetos de la casa les recordaban a los afligidos padres dolorosamente a Toñito. Evitaban entrar a la que había sido la recámara de su adorado hijo y, muy pronto, decidieron mudarse a otra casa para evitar contemplar los objetos que Toñito había tocado o los juguetes que le habían dado momentos felices. Antonio y su esposa evitaban hablar del niño adorado. María Eugenia hija representaba un remanso de ternura momentáneo, y amigos, familiares y médicos les recomendaron a los padres procrear más hijos para intentar llenar el enorme hueco dejado por Toñito. Finalmente, la madre naturaleza hizo su parte: María Eugenia estaba nuevamente embarazada. La pareja tuvo un niño sano, lo que ciertamente fue un distractor importante, aunque, como es común en casos semejantes, el dolor de la ausencia de Toñito persistía.

Cuatro o cinco años después de la muerte del pequeño, ocurrió en la mente de los dolidos padres un fenómeno que de nueva cuenta llamaremos mágico. Sentado en su estudio, a Antonio lo asaltaba con frecuencia el recuerdo de su hijo ausente. Su muerte había sido —y en cierta forma seguía siendo— un evento muy doloroso; la vida continuaba, pero Antonio no se resignaba a dejar en el olvido el episodio que, a pesar de la devastación, había cambiado para bien sus vidas. Ambos se habían vuelto más empáticos, comprensivos, tolerantes y generosos, y todo ello se lo atribuían al breve paso de Toñito por este planeta. Antonio quería hacer saber a la gente que la herencia de Toñito había sido sumamente positiva, por lo que dialogaba con su amada esposa. Ambos repetían: «El paso de Toñito por este mundo debe tener un significado especial; no queremos que pase desapercibido. Dios nos lo envió por alguna razón. Nos encargaremos de que la breve vida de nuestro hijo trascienda...».

Antonio visitó al doctor Adrián Rodríguez Macedo, quien había mostrado un gran profesionalismo y empatía durante todo el drama que la joven pareja había vivido. Don Adrián lo recibió con gusto:

—Dígame, Antonio, ¿en qué puedo servirle?

—Doctor, mi esposa y yo deseamos hacer algo significativo para beneficio de los niños que nacen con malformaciones o defectos, así como de sus padres. Queremos hacerlo en nombre y en memoria de nuestro adorado Toñito. Pensé que usted podría orientarme y sugerirme algunas ideas. Estamos dispuestos a poner una buena suma de dinero para hacer algo trascendente.

—Mire, Antonio, me parece una gran idea. Me permito felicitarlos, a usted y a su linda esposa. Por favor, acepte mi admiración. Creo que una persona que podría ayudarlo con sus planes es el doctor Alberto Peña, un cirujano pediatra que recientemente regresó de su adiestramiento en Boston y ahora es parte de nuestro grupo médico. Él también perdió a un hijo que nació con una malformación congénita grave.

Pocos días después, recibí una llamada telefónica: era Antonio, quien me explicó el motivo de su contacto y me invitó a comer a un conocido restaurante. La comida fue espléndida, pero más la conversación; puedo decir que ahí se inició una amistad por demás creativa y productiva. Obviamente, una de las razones por la que nuestra amistad floreció y se fortaleció fue el hecho de que ambos habíamos vivido la dolorosa experiencia de perder a un hijo y ambos tratábamos de hacer algo en memoria de ello, algo que trascendiese. Por mi parte, como consecuencia de mi dolorosa experiencia personal, había decidido abrazar la especialidad de cirugía pediátrica. Esa tarde nació lo que Antonio decidió llamar Grupo GEN (Grupo de Estudios del Nacimiento), haciendo alusión a los genes, que en muchos casos determinan las características —normales o anormales— de los seres humanos. Al principio pensé que el plan duraría poco tiempo; claramente, me equivoqué, porque el Grupo GEN —ahora Instituto GEN— sigue activo hasta el momento de escribir este libro, casi cincuenta años después de su fundación.

El plan de Antonio era mucho más ambicioso de lo que yo supuse. Utilizó su dinero, sus contactos y sus amistades para llevar a cabo muchos proyectos de alto perfil. Yo actuaba como consejero o asesor, pero después me beneficié personalmente; por ejemplo, cuando tuve la suerte y privilegio de diseñar un abordaje quirúrgico racional para reparar las malformaciones anorrectales: un abordaje basado en hechos anatómicos reales y que nos permitió evitar el daño de estructuras pélvicas importantes durante la reparación. Los resultados funcionales (control fecal y urinario) del abordaje descrito por mí fueron muy superiores a las operaciones previamente realizadas. El siguiente paso fue convencer a la comunidad internacional de cirujanos pediatras del beneficio de mi procedimiento. Mi propuesta se había originado en un «país en desarrollo», lo que representaba —y sigue representando— un obstáculo para que la comunidad internacional de cirujanos pediatras la aceptase debido a un cierto prejuicio discriminatorio no escrito. Para difundir mi nueva técnica, necesitaba material didáctico —fotografías y películas— de buena calidad, que era muy costoso.

Me atreví a pedir ayuda al grupo GEN (léase Antonio), quien generosamente se ofreció a sufragar el elevado costo de una película profesional que se llevó a cabo en los Estudios Churubusco. Con esa película presenté mi técnica en todos los foros internacionales y logré, finalmente, una aceptación universal del nuevo abordaje conocido como *Posterior Sagittal Anorectoplasty* (PSARP; anorrectoplastia sagital posterior en español), o bien, como *Peña Technique*. También logré que Antonio sufragara el costo y la creación del Premio GEN, que se otorga al mejor trabajo de los congresos anuales de la Sociedad Mexicana de Cirugía Pediátrica.

El dinamismo de Antonio no tuvo paralelo. Para su sorpresa, se enteró de que en la mayoría de las escuelas de medicina del país no se enseñaban materias esenciales como genética y cuidados perinatales, materias de suma importancia para la prevención y tratamiento de las malformaciones congénitas. De inmediato, Antonio invitó a distinguidos genetistas, neonatólogos y perinatólogos para formar parte del comité científico de GEN. Contactó a varios secretarios de Salud del país, así como a rectores de diversas universidades o escuelas de medicina, para promover la enseñanza y la práctica de la genética y la atención perinatal en los hospitales del Gobierno. Los integrantes del comité científico impartimos conferencias en diversas ciudades de la república para sensibilizar a las autoridades sanitarias, a los médicos y a los estudiantes de medicina sobre la importancia de la genética y de los cuidados prenatales y perinatales. Un gran grupo de eminentes genetistas, perinatólogos, cirujanos pediatras y obstetras aceptaron colaborar con GEN como parte de su comité científico. Como parte del grupo de cirujanos pediatras, se integraron mi gran amigo Giovanni Porras y el doctor Nicolás Martín del Campo; posteriormente, el doctor Leopoldo Torres.

Aunque salí de México en 1985 para radicar en Estados Unidos, me he mantenido en contacto con el Instituto GEN. La lista de eventos y logros es enorme; por mencionar algunos: construyeron un pequeño hospital para atender a pacientes indigentes y crearon un premio para promover la investigación relacionada con los defectos de nacimiento. Han pasado más de cincuenta años y, si bien Antonio y Toñito ya no están con nosotros, su influencia persiste y beneficia a muchos niños y niñas. El grupo GEN sigue activo, ahora dirigido por su hija María Eugenia.

Enemas en la cumbre del Kilimanjaro

Primero uno tiene que trasladarse a Tanzania y después al aeropuerto que lleva el nombre de esa famosa montaña, donde se aborda el avión que conduce a la parte más cercana al famoso volcán extinto. Enseguida hay que afrontar la escalada hasta la cumbre, que es la más alta de África y que, generalmente, toma dos jornadas. Los alpinistas europeos o americanos casi siempre contratan guías y cargadores locales para facilitar su ascenso. Al final de los dos días, los ayudantes locales apoyaron a J. T. —el personaje central de este relato, a quien le gusta que lo llamen así— a levantar pequeñas carpas o vivacs.

J. T. ocupó una carpa y, de inmediato, se dio a la tarea de desempacar todo lo necesario para llevar a cabo el procedimiento, también conocido como enema. Preparó la bolsa de plástico que contenía solución salina; con una jeringa extrajo vaselina líquida de un frasco y la inyectó en la bolsa del suero fisiológico. Lubricó un delicado catéter del número ocho conectado a la bolsa de plástico y luego la colocó sobre un improvisado atril a unos setenta centímetros de altura. Parcialmente recostado, se descubrió el abdomen, lubricó su ombligo con vaselina y, cuidadosamente, como había aprendido a hacerlo, introdujo el catéter por el pequeño orificio casi invisible que le habíamos hecho en la parte más profunda de su ombligo[11]. J. T. abrió la pequeña llave de plástico para que la solución salina con vaselina entrase a su colon a través del tubo. Una vez vaciada la bolsa, extrajo el catéter de su ombligo y se relajó a la espera del efecto. La solución inyectada debía recorrer todo el colon hasta llegar al rectosigmoide (la parte más distal del colon), lo que ocurrió treinta minutos después. Fue entonces cuando J. T. sintió que era tiempo de salir de su pequeña tienda y sentarse en el *toilette* improvisado para vaciar su intestino grueso y, con ello, sentirse seguro de que, por las siguientes veinticuatro horas, no sufriría de incontinencia fecal ni de penosos accidentes. Así podría seguir disfrutando su aventura en la famosa montaña africana a más de cinco mil metros de altura.

Este evento representaba la culminación de un largo y accidentado camino en la vida de J. T.; después de todo, su vida había sido parecida al ascenso de una gigantesca montaña. Sus sueños se habían vuelto realidad: con voluntad de hierro, había logrado vencer sus incapacidades congénitas; ahora podía ascender montañas y controlar su incontinencia. J. T. tuvo

11 | Se trata de una intervención quirúrgica llamada apendicostomía, o bien, operación de Malone. La intervención consiste en conectar la punta del apéndice del paciente a su ombligo con el objetivo de que aquellos que necesitan de la administración de enemas por tiempo indefinido puedan realizarlos sin ayuda. Esta es una forma más sencilla que si se hiciera de la manera tradicional, esto es, a través del recto.

buen cuidado de hacer un video de todo el procedimiento. Cuando regresó a Estados Unidos, lo envió a la organización Ripley, que se encarga de archivar eventos sorprendentes sin precedentes; en este caso, el evento era Enema aplicado a más de cinco mil metros de altura en la cumbre del Kilimanjaro. Sin embargo, la organización se negó a registrar el evento; parece ser que la palabra *enema* y *materia fecal* les causó repulsión.

J. T. había nacido con una malformación anorrectal de mal pronóstico funcional. Esto quería decir que nunca tendría continencia fecal debido a la ausencia de los nervios necesarios, lo cual es una característica de la malformación, así como los defectos asociados en la columna vertebral y la médula espinal. Además de la reparación de su malformación, J. T. fue sometido a varios procedimientos quirúrgicos mayores en las zonas afectadas.

Sus padres, Jim y Kristine, no podían olvidar el día del nacimiento de su único hijo: ella estaba exhausta después del parto cuando, de pronto, irrumpió en su cuarto un médico que se presentó como cirujano. El motivo de su presencia era solicitar a Kristine su firma para autorizar la operación de su hijo recién nacido: abrirle una colostomía. Las consabidas preguntas surgieron en la mente de la angustiada madre: «¿De qué me está hablando este señor?», «¿Qué es una colostomía?», «¿Cómo está mi hijo?», «¿Estoy soñando?». Kristine le dijo al cirujano que seguramente se había equivocado de cuarto; él la contradijo. Entonces Jim entró e invitó al especialista a salir del cuarto; fue claro en que Kristine no estaba en condiciones de recibir una noticia de ese calibre y menos de firmar nada. Ese día fue el inicio de lo que sería para Jim y Kristine un extraño viaje traumático y doloroso pero, al final, paradójicamente hermoso.

Esa misma noche, Jim se fue a casa solo, exhausto y angustiado. Una vez en la cama, expresó: «Dios, necesito tu ayuda». Impulsivamente, tomó la Biblia; la abrió en el capítulo diez del Evangelio de Marcos y leyó el relato de los discípulos de Jesús, que se oponían a que los niños se acercaran a Él. Jesús los reprendió: «Dejad que los niños se acerquen a mí y no se los impidan, porque el reino de Dios les pertenece [...]» (Marcos 10:13). Después, Jesús abrazó a los niños y los bendijo. Ante esto, Jim experimentó un gran alivio y pensó: «Dios ama a los niños. No importa lo que ocurra, Dios ama a mi hijo...». A pesar de que Jim y Kristine creían en Dios, los retos que habrían de afrontar serían por demás abrumadores: largas horas a la espera del resultado de múltiples operaciones, pues deseaban otorgarle a J. T. la mejor oportunidad de una buena calidad de vida.

Una mañana, Jim, preocupado, fue a ver a J. T. a la unidad de cuidados intensivos; junto a él, una pareja de jóvenes padres hablaba con un médico, quien se dirigió a ellos:

—No se preocupen, nosotros nos haremos cargo de todos los arreglos necesarios, a menos que ustedes conozcan una casa funeraria de su confianza.

Jim sintió que no podía articular palabra y las lágrimas brotaron de sus ojos. Esos padres acababan de perder a su hijo y él todavía tenía al suyo. De pronto, su perspectiva cambió; soltó el dolor y abrazó la gratitud...

Los padres de J. T. comenzaron a vivir abrumados cambiando bolsas de colostomía, administrando medicamentos y acudiendo con frecuencia al hospital, invadidos de angustia y rogando que J. T. tuviese una vida normal. Repentinamente, por la mente y el corazón de Kristine surgió un pensamiento que la ayudó a obtener fuerza para continuar su lucha: recapacitó sobre que el sufrimiento de una madre cuyo hijo padeciera de una infección del oído era también digna de compasión, y así comprendió que «todo es relativo».

El amor que se profesaban y su fe en Dios se fortaleció. Estos amorosos padres suelen repetir que, a lo largo de su experiencia, ocurrieron numerosos milagros; uno de ello fue conocerme, pues afirman que, gracias a mí, J. T. tuvo una mejor calidad de vida. Kristine y Jim creen y repiten que: «De nuestros sufrimientos y congojas emergieron una gran fuerza y resiliencia para vencer la adversidad. Se fortaleció nuestro carácter y surgió una gran compasión hacia otros seres humanos desafortunados».

Afortunadamente, los padres de J. T. gozaban de una situación económica holgada y, además, de sensibles, eran una pareja muy unida sentimental y filosóficamente. Esto último es un aspecto muy importante para garantizar que los pacientes con malformaciones congénitas tengan una buena calidad de vida. Le brindaron a J. T. todo su apoyo incondicional; como era de esperarse, los padres afrontaron el problema con determinación y decidieron, como los seres ganadores, que «a mal tiempo, buena cara».

Durante su niñez y adolescencia, J. T. enfrentó, además, un trastorno de aprendizaje; sus padres le brindaron ayuda especial en su proceso de enseñanza-aprendizaje, lo cual contribuyó para que J. T. cursara la escuela primaria, el *high school* y fuera admitido en la universidad, donde hizo una maestría. Además, la madre naturaleza lo compensó con una personalidad de ganador y una actitud positiva que se apreciaba en la gran sonrisa que lo caracterizó desde temprana edad. J. T. no se dejó intimidar por la adversidad y venció todos los obstáculos que afrontó.

En relación con el problema de incontinencia fecal, J. T. fue sometido a nuestro manejo médico del problema, que consistía en el uso adecuado de enemas. Una vez que determinamos cuál era el enema específico que mantendría limpio a J. T. durante veinticuatro horas, le ofrecimos el procedimiento llamado operación de Malone (previamente descrito en la nota al pie número once), diseñado para facilitar la administración de enemas por la propia persona sin requerir ayuda. Un gran número de pacientes se ha beneficiado por este procedimiento, pero a nadie se le había ocurrido llevar a cabo la maniobra en la cumbre de un enorme volcán apagado en África.

Para hacer trascender el problema de J. T. y darle un significado relevante, el joven y sus padres emprendieron labores filantrópicas admirables: crearon la Fundación JT Mestdagh, que ha logrado recolectar mucho dinero para beneficiar a niños con malformaciones anorrectales. Por su parte, J. T. ha corrido maratones —en tierra y en la nieve con *skies*—, navegado largos ríos en kayak y realizado largas travesías con el objetivo de reunir fondos y donarlos para ayudar a más niños nacidos con malformaciones similares.

Como parte de los recuerdos o huellas imborrables de mi vida profesional, debo mencionar algo que considero bastante relevante: se trata de la eterna sonrisa de J. T., que siempre esbozaba cuando era muy pequeño; es la misma sonrisa que mantiene y ofrece generosamente hasta el día de hoy y en cada momento de su vida. J. T. es un personaje admirable, un ejemplo a seguir por muchos pacientes. Los padres de J. T. no solamente ayudaron a su hijo; han hecho múltiples donativos para apoyar a muchos niños y niñas que nacieron con estos problemas. Con ello han facilitado que J. T. y su historia[12] hayan trascendido y beneficiado a muchos otros.

Los padres de J. T. representan también un ejemplo de la importancia de que los padres con niños con malformaciones congénitas permanezcan unidos tanto en lo emocional como en lo filosófico. Es descorazonador el número de parejas que se divorcia o se separa, al parecer, como consecuencia del nacimiento de un hijo o hija con una malformación congénita. Todos sabemos que la estabilidad de las parejas, sea que vivan en matrimonio o amasiato, se ve seriamente comprometida cuando se somete a una prueba tan seria como la presencia de un hijo o hija con una malformación.

Los problemas pueden iniciarse cuando las familias (abuelos, tíos, padrinos, cuñados o cuñadas) entablan una controversia al argumentar que «en nuestra familia nunca ocurrió algo semejante...», sugiriendo así que el problema viene de la otra familia. En otras ocasiones, el nacimiento desafortunado de un hijo o hija con una malformación acontece en el seno de un hogar que ya sufría de problemas, por lo que el nacimiento del bebé representa el evento final de una crisis que ya venía gestándose desde tiempo atrás.

Tristemente, me tocó presenciar el rompimiento de matrimonios o uniones de padres de muchos de mis pacientes, lo cual contribuye a agravar el problema para la madre, quien es,

12 | Escribió un libro titulado *Untethered*, que significa «liberado». En él, J. T. relata todas las vicisitudes sufridas a lo largo de su vida. J. T. nació con varios defectos; entre ellos un defecto de la médula espinal llamado *Tethered Cord*, que significa «médula anclada» o «adherida». La operación para curar ese problema se llama *untethering*, o bien, «liberación o despegamiento de la médula anclada». Su vida es un ejemplo de liberación, que en inglés puede decirse *untethering*, de ahí el título de su libro.

en la abrumadora mayoría de los casos, quien se queda sola cuidando a su adorado hijo o hija.

Estas tres breves narraciones y series de eventos ejemplifican lo que yo llamo: «el poder de los niños». Somos testigos de que una pequeña criatura de apenas tres kilos de peso es capaz de generar, con su breve presencia, sentimientos positivos, empatía, generosidad, bonhomía y creatividad, así como de promover eventos trascendentes que beneficien a muchos seres humanos.

EL PODER DE LAS MADRES

A lo largo de mis sesenta años de vida profesional, me ha impresionado hondamente el poder de las madres cuando se trata de luchar en defensa y beneficio de sus vástagos. Me gusta decir que ellas han sido mis aliadas más valiosas en el proceso de reparar las malformaciones y mejorar la calidad de vida de sus tesoros. De entre mis miles de casos, escogí cuatro por demás inolvidables y que considero representativos.

Paulina

Paulina nació en una cuna humilde de una provincia del Uruguay[13]. Su padre trabajaba arduamente para sufragar los gastos de la familia compuesta por María Noel —la madre—, el padre, un hermanito y, ahora, la pequeña Paulina. Los médicos que la recibieron se percataron de que los genitales de la niña no estaban bien: ella solo tenía un orificio en su periné, por lo que fue diagnosticada con cloaca. Luego se llamó al cirujano que se decía tenía más experiencia en el país en el manejo de esta rara anomalía.

Paulina fue intervenida quirúrgicamente y el médico, aunque un poco nervioso, afirmó que «todo había salido bien». Sin embargo, unos días después, todas las suturas se despren-

13 | Como dato cultural, los uruguayos no dicen *Uruguay*; ellos se refieren a su país como *el Uruguay*.

dieron y la herida se abrió. María Noel era una mujer humilde y poco letrada; no obstante, ambos, el padre y ella, comprendieron que la operación había sido un fracaso. A Paulina se le practicó una colostomía y le dijeron a María Noel que la niña permanecería así —con una abertura— «durante toda su vida».

La beba Paulina sonreía todas las mañanas al ver el rostro de su adorada madre. Las sonrisas de Paulina tenían un efecto doble en el ánimo de María Noel: por una parte, enternecían e impactaban positivamente en sus sentimientos; pero también le generaba una angustia difícil de describir al recordarle que esa preciosa criatura tenía un defecto que afectaría seriamente su calidad de vida, su control de evacuaciones y de la orina y su vida sexual. Por otra parte, aquellas dulces sonrisas eran una fuente inagotable de energía que impulsaba a María Noel a luchar por su hija.

La joven madre no se dio por vencida. Impulsada por su fe, impregnada de esperanza y con la fuerza que solo las madres tienen, se propuso buscar alternativas que pudiesen beneficiar a su adorada hija. Se dirigió a varios hospitales, habló con muchos médicos y les hizo muchas preguntas. Obtuvo algunas respuestas ininteligibles; otras rápidas, expresadas con impaciencia por médicos carentes de empatía, o bien, que deseaban ocultar su ignorancia al respecto. Aun así, «atando cabitos» y persistiendo, aprendió que la operación fallida que le habían practicado a Paulina había sido diseñada y realizada por primera vez en 1982 por un cirujano mexicano que radicaba en la ciudad de Cincinnati.

Una tarde, en mi oficina en Ohio, encontré un mensaje en mi teléfono. Se trataba de una mujer de nombre María Noel que llamaba desde Montevideo, Uruguay, que quería hablar conmigo, pues tenía una hija con «un problema que seguramente usted podría resolver». Dejó su número telefónico y pidió que por favor la llamara. De inmediato la contacté; la persona que contestó me dijo que ese número no era de María Noel, pues ella no tenía teléfono, pero que con mucho gusto iría a llamarla a su casa. Después de unos diez minutos, escuché la voz un poco trémula de María Noel e iniciamos una conversación memorable:

—Buenas tardes, doctor, gracias por contestar. Mi hijita nació con una cloaca, fue operada aquí en Montevideo, pero todo salió mal. Le hicieron una colostomía y me dijeron que así permanecerá por el resto de su vida. Eso me angustia mucho y no me resigno a ver a mi hijita así…

—Muy bien, señora, yo con mucho gusto la atenderé. Es menester que me envíe el expediente médico de la niña y una foto de sus genitales. Revisaré el expediente y le ofreceré un plan de manejo para que usted venga con su hijita a Cincinnati.

—Muchas gracias, doctor, pero quiero que sepa que yo soy muy pobre. Por curiosidad, ¿cuánto cuesta en Estados Unidos una operación como la que mi niña necesita?

Cavilé durante varios minutos y no me atreví a contestarle porque fui consciente del impacto que mi respuesta podría tener en la joven madre, pobre, angustiada, llena de esperanza y a miles de kilómetros de mi hospital. Comprendí que mencionar una cifra sería un insulto para una madre sin recursos económicos, pues los precios que los hospitales estadounidenses cobran por tales operaciones son exorbitantes y, en realidad, casi nadie los paga, ya que aquí la mayoría de la gente tiene seguros médicos. Me limité a decir:

—Son muy caras, señora.

—Y dígame, doctor —continuó María Noel impulsada por una fuerza desconocida—: ¿qué se necesita para que usted venga a Montevideo y opere a mi hijita?

—Cuando me invitan a operar a otros países, yo no cobro, pero espero que alguien cubra el costo de mi pasaje y la estancia, en este caso en Montevideo, así como el de mi esposa, también cirujana pediatra. Asimismo, necesito que los cirujanos pediatras de Uruguay me extiendan una invitación y que un hospital en Montevideo me conceda privilegios para operar.

—Muy bien, doctor. Voy a ver qué puedo hacer y yo lo llamo posteriormente.

Colgué la bocina, convencido de que esa sería la última vez que hablaría con la mamá de Paulina. Tiempo después, aprendí que no debemos subestimar el poder de una madre cuando se trata de ayudar a su hijo o hija. Dos meses después, inesperadamente, recibí una llamada de María Noel:

—Hola, doctor, ya está todo listo. Va usted a recibir la invitación de los cirujanos pediatras uruguayos y la carta de privilegios quirúrgicos del mejor hospital de Montevideo, el Hospital Británico. Solo necesito que me diga cuándo pueden venir usted y su esposa, para comprar sus boletos de avión y hacer su reservación en el hotel.

Perplejo y lleno de incredulidad, enmudecí tratando de imaginar qué había hecho esta humilde madre para lograr todo eso… Sin duda alguna, el amor materno es más poderoso que la humildad. Tiempo después me enteré de lo que María Noel había hecho para que fuésemos a Uruguay: reunió a todas sus amistades y les pidió ayuda. María Noel era humilde pero muy amiguera. Ella y sus amigas diseñaron un plan maestro: crearon un lema que decía «Todo por Paulina». Hicieron pancartas, volantes y anuncios con él, y organizaron fiestas, rifas, kermeses, carreras de personas y de bicicletas para recabar fondos; también vendieron botellas de agua en los semáforos a los automovilistas que se detenían. Siendo Uruguay un país pequeño, muy pronto el nombre de Paulina se conoció en todo el país.

Y allá fuimos…

Nuestra experiencia fue maravillosa. Ninguna cantidad de dinero en forma de honorarios que pudimos haber cobrado podría haberse comparado con lo que vivimos en Montevideo. En el aeropuerto, nos recibieron como a personajes importantes. De alguna manera, María Noel se enteró de que yo había sido un gran amigo del gran cantautor uruguayo Alfredo Zitarrosa[14] y, por ello, durante toda nuestra estancia escuchamos —cerca o lejos, a bajo o alto volumen— la música de mi gran amigo, ya fallecido.

Los colegas cirujanos pediatras se mostraron amistosos y hospitalarios. El doctor que había operado a Paulina estuvo presente durante mi intervención, demostrando así profesionalismo, algo poco común. Naturalmente, los especialistas uruguayos aprovecharon la oportunidad para que operara

---

14 | Alfredo Zitarrosa fue un eminente cantor uruguayo muy admirado y querido en su país durante los años sesenta y setenta. Como muchos de los cantores sudamericanos de la época, era izquierdista y, por ello, fue perseguido por la dictadura militar uruguaya, lo cual lo obligó a exiliarse en México, donde tuve el placer de conocerlo y establecer una entrañable amistad con él y su esposa. Disfrutamos largas noches bohemias con canciones y poesías. Finalmente, después de que la dictadura cayó, Alfredo regresó al Uruguay, donde fue recibido como un héroe. Falleció unos meses después.

a otro paciente. De igual modo, los empleados del excelente hotel donde nos hospedamos nos obsequiaron un pastel que tenía escrito el lema de Paulina. En la calle, la gente nos aplaudía. Incluso el embajador de México nos invitó a cenar. El día de la operación nos llevaron a cenar a un restaurante de carnes uruguayas y el joven del estacionamiento me dijo:

—Doctor, ¿cómo salió Paulina?

La operación de Paulina fue un éxito; pude reconstruirla satisfactoriamente. Ella es ahora una hermosa jovencita con una excelente calidad de vida.

Leoncito

Aproximadamente diez años después, mi hijo Ricardo me dijo que una madre uruguaya de nombre Jujy me buscaba porque su hijito tenía un problema anorrectal y quería hacerme algunas preguntas. De inmediato, le envié un mensaje por internet para ponerme a sus órdenes. El hijo de Jujy, Leoncito, había nacido con una malformación anorrectal. La historia de los eventos que siguieron al nacimiento del adorado hijo era por demás dramática:

Jujy y su esposo tenían dos hijos sanos anteriores a Leoncito. El embarazo transcurrió sin problemas. Con una gran ilusión, la pareja, llena de entusiasmo, se abocó a la compra de pañales y ropa de color azul. Jujy, madre amorosa, diseñó una cuna, hecha por un carpintero; ¡todo estaba listo! El día del parto se aproximaba y Jujy decidió que este se llevaría a cabo sin anestesia. Ella se repetía: «Se trata de un evento arcaico, primitivo, esencial; un ritual sagrado, una ceremonia única, salvaje y sagrada. Dar vida, dar a luz, traer al mundo a un ser que creaste y creció en ti es la más sagrada de las ceremonias humanas».

Leoncito nació con 3 750 gramos de peso; hermoso, perfecto, rozagante. Pero muy pronto ocurrió lo que Jujy llamó «el momento de la oscuridad»: ¡Leoncito no tenía ano! Empezó la odisea; «una nube gris y densa inundó mi mente y el universo. Yo no entendía nada. Entraban y salían médicos cirujanos, decían cosas de prisa, sin explicaciones; era imposible entender o captar lo que decían».

Su mente de madre angustiada la indujo a pensar que el ano del niño solo estaba cubierto por una delgada membrana que debía ser perforada y todo quedaría arreglado. Era solo un buen deseo. Leoncito requeriría tres intervenciones quirúrgicas: la primera, una colostomía (un nombre que Jujy nunca había escuchado), se llevaría a cabo de urgencia; la segunda operación consistiría en crear el ano y ocurriría meses después. La tercera, el cierre de colostomía, sería la última, y a decir de los médicos sería «un simple trámite».

La primera operación se llevó a cabo y, contra lo esperado, Leoncito permaneció quince días recuperándose en la «unidad neonatal», otro término que Jujy nunca había escuchado. Una vez dado de alta, sus padres pudieron llevárselo a casa, donde afrontaron el reto de manejar una colostomía sin bolsas especializadas. El bebé, debido a su operación, cambió el ambiente y la dinámica del hogar. Todo en la casa giraba alrededor de Leoncito y el cuidado de su colostomía. Pero, por Jujy, todos lo enfrentaron con firmeza y valentía.

Cuando llegó la fecha de la segunda operación —la creación del ano—, nuevamente, contra lo que se pensaba, Leoncito permaneció encamado durante tres semanas; igual que en la ocasión anterior, la causa de aquella larga estancia no se les explicó a los padres. Jujy lo describe así: «Visitas médicas rápidas, teléfonos celulares que interrumpían las conversaciones con los doctores» y, al final, la esperada recuperación del hijo amado.

Meses después, los cirujanos anunciaron que había llegado el momento de llevar a cabo la última operación, el cierre de colostomía que sería «un mero trámite por demás sencillo», según los doctores. Se acercaba el día feliz, el final deseado. Tras la intervención, de manera inesperada y para la angustia de sus padres, Leoncito fue trasladado a la unidad de terapia intensiva. El niño requirió cinco transfusiones de sangre por razones que tampoco les explicaron. La intuición materna de Jujy le provocó un doloroso desasosiego: «Algo no está bien», pensó. Ella no era doctora, pero sí madre con sentido común. Leoncito permaneció veinte días en la unidad de terapia intensiva, muchos de los que pasó intubado y conectado a un respirador. Jujy relata:

—Después del intento de cierre de colostomía, Leoncito requirió tres reoperaciones y permaneció un mes entre la vida y la muerte.

Como suele ocurrir, todo esto cambió la perspectiva de la vida de los padres. Jujy añade:

—En situaciones críticas, la mente busca refugios, estrategias de supervivencia. La mente me puso en «modo supervivencia» para poder estar, acompañar y transitar todo ello con fe.

Leoncito, finalmente, se recuperó «como un guerrero» y fue dado de alta con su colostomía; es decir que todo el dolor y sufrimiento de esos dolorosos días había sido en vano. Un mes después, Jujy llamó a los doctores para preguntar cuándo se intentaría nuevamente el cierre de la colostomía y la respuesta fue:

—No pienses en médicos ahora, reencauza tu vida…

Parecía como si fuesen ellos los que no querían pensar en Leoncito. Jujy menciona:

—Vino a mi mente la experiencia de los sobrevivientes de los Andes. Me pensé como Parrado y Canesa[15]: abandonada con Leoncito. Y así fue como yo, a semejanza de los sobrevivientes de la montaña, afronté mi realidad y empecé a caminar hacia la montaña…

Jujy recordó haber leído un artículo, años atrás, relacionado con una niña llamada Paulina que nació con una malformación anorrectal. Los cirujanos uruguayos habían intentado en dos ocasiones reparar la malformación sin éxito. Entonces, «un cirujano famoso, apellidado Peña, vino de Estados Unidos y reparó la malformación exitosamente». Jujy recurrió a una amiga que decía conocer a María Noel, la madre de Paulina. Después de una búsqueda intensa, la encontró. María Noel se portó sumamente amistosa e hizo lo posible por ayudarla. Desafortunadamente, el último correo que María Noel me envió regresó, pues ya no residía en Cincinnati. No obstante,

15 | Los dos sobrevivientes del accidente en 1972 en los Andes, quienes, después de convencerse de que nadie iría a rescatarlos, decidieron, desnutridos y sin equipo, cruzar la montaña con dirección a Chile y, si fuese necesario, morir en el intento de salvarse, lo cual pensaron que sería mejor que fallecer sin intentarlo.

Jujy estaba decidida a encontrarme. Otra amiga le hizo saber que yo tenía un hijo alpinista, Ricardo, quien por coincidencia había encontrado el sitio del impacto del fuselaje del avión que había chocado en los Andes treinta y tres años antes[16].

---

16 | El 13 de octubre de 1972, un avión de la Fuerza Aérea Uruguaya con cuarenta y cinco personas a bordo, la mayoría jóvenes estudiantes jugadores de rugby, se estrelló en los Andes. El avión chocó contra uno de los picos de una montaña: el impacto fue en la parte media del avión, lo cual partió el fuselaje en dos. La parte posterior voló en pedazos con doce de los pasajeros, que nunca fueron encontrados. La parte anterior del avión, con los treinta y tres pasajeros restantes, se deslizó en tobogán sobre la nieve, cuesta abajo, hasta alcanzar la parte baja de la montaña, donde quedó inmovilizado y parcialmente sepultado. Al paso de los días, diecisiete pasajeros más, heridos, sin comer y sujetos a las bajas temperaturas, fallecieron. Solamente dieciséis jóvenes sobrevivieron y fueron rescatados setenta y dos días después. Dos de los jóvenes sobrevivientes, los más fuertes, después de setenta días pensaron que, si habrían de morir, lo harían intentando escapar del lugar: escalarían la montaña en busca de la salvación. Así lo hicieron y, después de nueve días de travesía sin equipo, llegaron a Chile. Gracias a ellos, el rescate se efectuó. Esos jóvenes eran Nando Parrado y Roberto Canesa, a quienes se refiere Jujy. El evento se hizo famoso no solamente por la tragedia en sí, sino porque se supo que, para sobrevivir, los jóvenes se habían alimentado de los cadáveres de los familiares, compañeros o amigos que murieron. Esto causó una gran consternación en la sociedad uruguaya, particularmente entre las personas muy religiosas.

Cuando ocurrió esta tragedia, vivíamos en México. Mi hijo Ricardo era un niño y escuchó repetidamente la impresionante historia hasta que se quedó grabada en su mente. Desde muy temprana edad, Ricardo mostró su vocación: quería ser músico y alpinista. Yo, sociobiólogo diletante y creyente de la importancia de la vocación, fui y sigo siendo un convencido de la importancia de promover entre los jóvenes la realización de los sueños que derivan de su vocación; por ello, procuré no interferir con los sueños y fantasías de mi hijo. Al vivir en Ciudad de México, solíamos ir a las faldas de las montañas cercanas, como el Popocatépetl y el Ajusco, casi siempre porque Ricardo lo pedía con insistencia. Como en los cuentos infantiles, sus sueños se hicieron realidad: se convirtió en un talentoso guitarrista, pianista, cantante y montañista. Hoy vive en Denver, Colorado, simplemente porque esa ciudad está al pie de las Montañas Rocosas. Ha escalado las más altas del estado y es guía montañista. Su pasión lo ha llevado no solo a las montañas mexicanas, sino a muchas otras, incluyendo el Aconcagua, el Everest, el Kilimanjaro y los Alpes.

Treinta y tres años después del famoso accidente, durante uno de los ascensos al Aconcagua —expuesto a la majestuosidad de las montañas, a la maravillosa sensación de libertad en las alturas y a la contemplación de los Andes—, le vinieron a la mente el recuerdo de su niñez y del famoso accidente. Descendió del Aconcagua, se despidió de las personas a las que había guiado y decidió informarse sobre el sitio

La amiga consiguió la información necesaria para contactar a Ricardo y Jujy le envió un correo electrónico a la dirección proporcionada. Ricardo contestó de inmediato: envió un mensaje muy afectuoso y lleno de esperanza, pues prometió que «contactaría a su papá». A decir de Jujy:

—Al día siguiente a mediodía vi caer un mensaje en mi casilla. El mismísimo doctor Peña me escribía: «Estimada Sra.

del famoso accidente. Acompañado de un guía local, fue hasta donde el fuselaje del avión destrozado había permanecido setenta y dos días después de chocar con el pico de una montaña vecina. Una vez instalado en el sitio específico donde el fuselaje había permanecido con los sobrevivientes, le preguntó al guía cuál era el pico donde oficialmente se decía que el avión había chocado antes de deslizarse cuesta abajo. El guía señaló la formación oficialmente designada. Fue entonces cuando Ricardo mostró un talento desconocido. La observación del terreno, el sentido común y quizá un poco de intuición lo indujeron a sospechar que el avión había chocado en otro pico de la misma montaña. Guiado por esa sospecha, escaló hasta el sitio que él pensó sería el correcto. ¡Estaba en lo cierto! Ahí encontró restos del avión, huesos humanos y una chamarra con una cartera que tenía diez dólares, algunos pesos uruguayos, unos anteojos y un pasaporte con el nombre de Eduardo Strauch. El evento telefónico que hizo que Ricardo y Eduardo Strauch se comunicaran por primera vez, treinta y tres años después del accidente, puede ser considerado histórico y extraordinariamente emotivo:

—¿Bueno? Aquí Eduardo, ¿quién habla?

—Habla Ricardo Peña, señor Eduardo Strauch. Le llamo para decirle que tengo su chamarra, sus anteojos, su pasaporte y sus diez dólares.

Eduardo permaneció mudo durante un par de minutos; la emoción, los recuerdos y la enorme sorpresa le impidieron hablar. ¿Era cierto lo que estaba oyendo? ¿Se trataba de una broma? ¿Era un sueño? Tiempo después, Eduardo recordaría que, el día del accidente, él iba sentado en la parte trasera del avión cuando sintió calor y decidió quitarse la chamarra y colgarla en un pequeño clóset. Fue entonces que un compañero que iba sentado en la parte anterior del avión lo invitó a hacerle compañía. Eduardo aceptó la invitación y, con ello, sin saberlo, salvó su vida...

Eduardo y Ricardo se conocieron y Ricardo le entregó, en una ceremonia especial, su chamarra, sus anteojos, su pasaporte y sus diez dólares, que se habían preservado en las bajas temperaturas de la montaña durante más de treinta años, en espera de ser rescatados. Ambos, Eduardo y Ricardo, iniciaron una sólida amistad que perdura hasta el momento de escribir este libro. Juntos han recorrido el mundo dando conferencias. Además, conducen excursiones al sitio de la tragedia; guían a las personas interesadas en saber más de los detalles de lo ocurrido durante esos miserables setenta y tres días y, además, en sentir la mágica atmósfera del lugar que albergó intensas emociones: tragedia, amor, lealtad, inminencia de muerte, antropofagia y lucha por vivir.

Fabini, me enteré, a través de mi hijo, de las vicisitudes y problemas de su hijito. Haré todo lo que esté a mi alcance para poder ayudarla. Necesito que me envíe…».

»Así fue como iniciamos una correspondencia, intercambiábamos preguntas y mis preocupaciones de madre. El doctor Peña se convirtió en nuestro sostén emocional, psíquico y, sobre todo, espiritual; pasó a ser el mundo de nuestra familia. Un mundo que, a la vez, se sentía tan solitario, porque nadie a nuestro alrededor había vivido una experiencia similar.

Pero yo no estaba en Uruguay…

Jujy decidió acudir a Buenos Aires a consultar con un cirujano eminente. Ella relata que la consulta con el especialista argentino solo le generó más dudas y preguntas. Asimismo, acudió a consulta con el cirujano uruguayo que había operado a Leoncito. Así es como ella describe dicha entrevista:

—En esas situaciones una confía y se entrega plenamente a lo que los «dioses médicos» decidan. El aire se cortaba en el consultorio cuando nos encontramos. Era como una sensación extraña de frialdad y distancia por parte del cirujano. ¿Como seguimos? —le pregunté—. Inmediatamente, el doctor tomó una libreta y comenzó a dibujar mientras nos explicaba que debía hacerle una «ileostomía» a Leoncito para evitar los problemas que tuvimos en la intervención anterior. El estómago se me apretó. Por supuesto que yo no tenía idea de lo que era una ileostomía.

»Con el pecho congelado y el estómago como atravesado por un puñal, me quedé callada y lo dejé terminar su dibujo, el argumento y la teoría que explicaban su plan. No pude comentar nada, pero decidí preguntarle al doctor Peña. Su respuesta fue contundente: «¿Abrir una ileostomía para proteger el cierre de una colostomía? Nunca he hecho eso y no lo recomiendo».

»Regresamos con el cirujano y le dijimos lo que opinaba el doctor Peña, a lo que él respondió: «Ah, pues si el profesor dice que no, entonces no la hacemos».

»¿Y si traemos al doctor Peña? —pregunté—. Él contestó que: «No creo que debamos traerlo para un simple cierre de colostomía». Yo pensé: ¿Simple cierre de colostomía? Tan simple que casi mató a mi hijo…

»Respiré hondo, apreté el pecho, el abdomen, los labios y con cara de póquer dije: «¿Y si yo lo traigo?». El cirujano comentó: «¡Ah, olvidate! Si vos lo traes, le llevamos las guitarras de Zitarrosa al quirófano». Como no entendí, el doctor me explicó entonces que el doctor Peña era amigo del cantautor.

Una amiga de Jujy conoció a Roberto Canesa —que se convirtió en un eminente cardiólogo pediatra— y le platicó del problema de Leoncito. Cuando se enteró, de inmediato dijo: «Tienen que traer a Peña». Jujy se preguntaba cómo haría eso. A su decir:

—Llamé a las madres de niños con problemas similares para intentar que juntas lográsemos traerlo. Pensé en organizar un congreso (como si fuese tan fácil). Nuevamente, llamé a Canesa, quien me dijo: «Mira Jujy, los tipos como Peña están tan despegados que no los enganchas con un *e-mail* emotivo. A estos tipos los enganchas por el lado altruista de la medicina sin fronteras, del honor que representa ser invitado a otro país. Mándale un correo muy breve y espera con paciencia. Dile que quiero tomarme un café con él».

»Le envié un *e-mail* muy largo a Peña. En él le planteaba muchas preguntas y dudas y, entre otras cosas, le decía que «a medida que pasa el tiempo y profundizo en el tema, aumenta mi preocupación y tomo real dimensión y conciencia de lo que ocurrió y de lo que podría ocurrir en el futuro. He consultado con muchas madres de niños con malformaciones anorrectales y ninguno de esos niños ha tenido las complicaciones que tuvo Leoncito; incluyendo a Paulina, la niña que usted operó en Uruguay. Debo ser sincera con usted: me siento un poco sola y perdida con el tema. Mi confianza en los cirujanos que lo operaron sigue siendo plena, pero lo que pasó durante ese dramático mes nos dejó a todos muy afectados, incluyendo a los cirujanos. Le agradezco desde lo más profundo de mi corazón, su tiempo e información, que son de gran apoyo. Espero su respuesta y espero no molestarlo».

»Mi idea de traer al experto mundial a operar a mi hijo me pareció muy utópica, pero me dije: «No hay peor gestión que la que no se hace». Yo era una mamá desesperada, muerta de miedo y de incertidumbre. Nada iba a detenerme de hacer todos los intentos posibles e imposibles para lograr que León tuviera una buena calidad de vida. Finalmente, le pregunté al experto mundial, desde una chacra (pequeño rancho) rural de Montevideo, si podía venir a operar a Leoncito. Terminé el mensaje desde mi teléfono celular a la una de la mañana; no le dije nada a nadie y me fui a dormir.

»El viernes 1 de noviembre, a las 14:59 horas, mientras trabajaba, además de cuidar a mis otros tres hijos, me llegó un *e-mail* de Peña que decía: «Si existe la posibilidad de ir a Uruguay…». ¿Me dijo que sí? Me dijo que sí. ¡Me dijo que sííííí! ¡El Messi de las malformaciones anorrectales dijo que sí! Y además, mencionó que lo haría sin cobrar honorarios. No pude contener el llanto y llamé a Marcelo, mi esposo. ¡Peña venía!

»Se lo decía a Marcelo, a mis compañeras de trabajo; se lo dije a mi padre, con la emoción a flor de piel. Prudente como es, no contestó nada, pero lo conozco: rezaba en silencio para que mis palabras no se las llevara el viento y para que, efectivamente, pudiera suceder. Incluso se lo dije al universo. Mi emoción era imposible de poner en palabras. De inmediato, me di a la tarea de hacer los exámenes que Peña solicitaba.

Yo había dicho que sí, pero surgieron muchas preguntas y preocupaciones en relación con la complicación de Leoncito. Recuerdo que Jujy y yo sostuvimos una conversación telefónica. La historia de Leoncito era muy rara, dramática y difícil de explicar. Ordené un colostograma distal para asegurarme de que no hubiera una obstrucción distal que explicara las dehiscencias —la dehiscencia de un cierre de colostomía se atribuye, generalmente, a un error técnico quirúrgico—, y encontré que no había oclusión. Pero me pregunté: ¿Sería posible que Leoncito sufriese de un desorden raro que impedía la cicatrización del intestino? En tal caso, yo, que presumía de una buena técnica quirúrgica, le cerraría la colostomía solo para provocarle un nuevo episodio de dehiscencia que pondría en riesgo su vida. La joven madre percibió mi titubeo y me dijo:

—Yo tengo fe en que todo saldrá bien. No soy rica, pero haré lo imposible para extenderle a usted y a su esposa, así como a su hijo Ricardo y a su mujer, la más cordial invitación para venir a Montevideo con gastos pagados.

»Además, quiero decirle, doctor Peña, que también sé que usted cultivó una excelente amistad con Alfredo Zitarrosa y su familia, por lo que haré arreglos para que ustedes cenen con los Zitarrosa. De igual modo —continuó—, soy amiga de la mamá de Paulina, a quien usted operó hace años. Organizaré una cena con todos los sobrevivientes de los Andes y nos reuniremos con Paulina y su madre. También me enteré de que usted es admirador de Pepe Mujica, expresidente del Uruguay; por ello, haré todo lo posible para conseguir una cena en la casa del expresidente.

¡Guau…! Todo lo que esta madre me prometió se convirtió en realidad... ¿Cómo logró todo eso? Este fue un evento más de mi vida profesional que demostró dramáticamente lo que yo llamo «el poder de las madres».

Compartí con Jujy mis cavilaciones y preocupaciones en relación con la operación de Leoncito, a pesar de lo cual me dijo que sentía en su corazón «que todo saldría bien». Acepté la invitación, con todo el riesgo teórico que implicaba. Yo creo que, como resultado de una conversación sincera entre el cirujano y una madre, se puede compartir el riesgo de una operación difícil, y así ambos somos capaces de aceptar peligros e ir hasta el fin del mundo. Como mencioné anteriormente, a lo largo de mi extensa vida profesional, las madres han sido siempre mis aliadas incondicionales, en la buenas y en las malas. Esa experiencia contribuyó para que aceptara el reto.

Y allá fuimos, mi esposa y yo, a esta nueva aventura en Uruguay, esta vez acompañados de nuestro hijo Ricardo y Ulyana, su esposa. Decidí que, antes de cualquier cena, comida, fiesta o reunión, operásemos a Leoncito, pues «nunca debemos festejar un éxito antes de que este ocurra» o, en palabras de algún sabio popular: «Del plato a la boca se cae la sopa». Llegó el día de la operación, relato que es mejor dejar en voz de Jujy:

—Yo estaba sentada con Leoncito en mi falda. Apenas vi a Peña entrar, me puse a llorar. Le tomé la mano, se la besé y le agradecí. No sabía cómo hacerlo de otra manera. Todo lo que estaba pasando era tan milagroso... les estaba tan agradecida. Estábamos tan cerca de que sucediera lo que habíamos esperado durante mucho tiempo que lo vivíamos con una emoción enorme. Teníamos mucho miedo por lo que había ocurrido en el intento anterior. Había rezado tanto para que esta vez sí se lograra... Me había preparado tanto para soportar las horas de espera. Y, al mismo tiempo, tenía una confianza absoluta: el único ser humano en el que confiábamos para operar a León y sacarnos de esa pesadilla estaba ahí.

»El mejor del mundo, Peña, no nos atendió detrás del mostrador, como había pasado en las nueve cirugías anteriores. Se sentó frente a nosotros, nos tomó de la mano, nos miró a los ojos (que se destacaban detrás del tapabocas) y nos dijo: «Vayan tranquilos a desayunar. Leoncito queda en mis manos». Me desplomé en llanto, como ahora mientras escribo. Porque nunca nunca nunca alguien nos había sostenido con tanto aplomo en medio del terremoto que atravesábamos desde que León nació.

»La operación se llevó a cabo sin incidentes, pero la preocupación en el postoperatorio persistió... Nos preguntábamos: ¿La conexión (anastomosis) del colon va a cicatrizar?

Después de dos días de preocupación, para felicidad de los padres y mía, Leoncito evacuó su intestino, lo cual dio lugar a un festejo dentro de todo el hospital. Una vez más, dejo que la madre describa lo que aconteció:

—Cuando abrimos el pañal, vimos que, por primera vez en su vida, León había hecho caca. Nos abrazamos, lloramos, saltamos. Llamamos a las enfermeras para mostrarles. Al rato llegaron Peña y Andrea, junto a los cirujanos y médicos del hospital. Nos abrazamos todos y lloramos juntos. Puedo decir, sin dudarlo, que fue uno de los momentos más felices de mi vida. El milagro había sucedido; la pesadilla se había terminado.

Después vinieron los festejos prometidos por Jujy. Mientras ella cuidaba a Leoncito en el hospital, el itinerario que tan meticulosamente había planeado se llevó a cabo. La cena con los sobrevivientes de los Andes y mi hijo Ricardo fue un evento inolvidable. Compartimos el pan y el vino con seres humanos admirables que habían sufrido una odisea que había cambiado su vida: había sido como volver a nacer; todos ellos ahora sabían la diferencia entre lo esencial y lo superfluo, lo cual les permitía vivir plenamente y apreciar cada minuto de su existencia. La tragedia había unido sus vidas y había sellado una amistad irrompible.

En cuanto al presidente Mujica, había leído sobre él, con lo que había aprendido a admirarlo. Él y Lucía Topolansky, su esposa, habían sido guerrilleros durante la dictadura militar. Después de un tiempo de lucha, Mujica cayó preso y fue sometido a un encierro solitario en condiciones infrahumanas en una cárcel militar de máxima seguridad durante doce años. Al caer la dictadura quedó en libertad y, sorprendentemente, inició una brillante carrera política en la que fue ascendiendo, para sorpresa de los escépticos, hasta ser elegido presidente de la República Oriental del Uruguay. Lo admirable de la historia es que, una vez como mandatario y conocedor de quienes habían sido los militares miembros de la dictadura que lo habían condenado, así como de quienes lo habían torturado, él —igual que Nelson Mandela— no llevó a cabo ninguna venganza, y ejerció su mandato presidencial de forma justa y patriótica.

La cena con el expresidente y su esposa se llevó a cabo en su casa: una vivienda humilde a las afueras de Montevideo. La comida fue sencilla: comimos carne y vegetales y brindamos con vino uruguayo en una mesa sin mantel. Lucía parecía una dulce abuelita que todos hubiésemos querido tener; era difícil creer que había sido también compañera de guerrilla de Mujica y había participado en hechos sangrientos. En la época en que cenamos con ellos, Topolansky era vicepresidenta del país, pero se comportaba como un ama de casa de clase media baja. Durante la cena, la conversación fluyó fácil y agradablemente. Ambos mostraron su extensa cultura, sabiduría y educación.

No pudo faltar la cena con la familia Zitarrosa. Fue un placer cenar con Nancy, su viuda, y sus dos hijas ahora ya adultas. Revivimos recuerdos imperecederos mientras cenábamos y escuchábamos la música de Alfredo. Con la hermosa Paulina, convertida ya en una jovencita, Jujy organizó una fiesta[17], iluminada por la sonrisa de Leoncito y el agradecimiento de ella y su esposo. Al respecto, Jujy menciona lo siguiente:

—León tiene ocho años. Es un *crack* querido por sus amigos; inteligente y brillante, según sus maestros; solidario, sensible, responsable y un gran jugador de fútbol; delantero

17 | La historia fue seguida y publicada por la filial uruguaya de CNN en diciembre de 2025.

y goleador del Club Bellavista de Uruguay (como el Manchester United de Inglaterra). Durante la fiesta de fin de año, mientras su maestra lo abrazaba para despedirse, me dijo conmovida: «Es un niño sabio».

»Y Peña también lo es. Mucho más allá de su trayectoria incomparable y de su prestigio mundial como profesor y referente, el doctor Peña es, ante todo, un espíritu sanador. Distinto a otros médicos y, me atrevo a decir, distinto a muchos mortales. Tiene la mirada de los sabios y la sensibilidad de quienes no solo curan cuerpos, sino también almas. Con él, todo es una lección de humanidad: sensibilidad, contención y compromiso, de ese que ya casi no se encuentra, y esa especie de magia de aparecer exactamente cuando más se le necesita. Como el mago Merlín. O como los ángeles.

»Si tuviera que trasmitirlo en palabras simples: Peña es nuestro ángel de la guarda, nuestro mago sabio de la tribu. León, nuestro guerrero de la sabiduría. Y nosotros, una familia a la que la vida le puso pruebas difíciles para aprender, acompañados por una red de ángeles; atravesados por esta historia, por sus desafíos y sus enseñanzas, conscientes de los milagros que hemos vivido.

»Desde ese lugar de gratitud nos paramos para continuar escribiendo nuestro camino, sumando herramientas y aprendizajes para ir descubriendo los misteriosos modos en los que el universo se manifiesta. Tomados de las manos unos con otros y mirándolo a los ojos, le decimos a Peña: «Gracias eternas siempre».

¿Qué más podemos pedir los cirujanos pediatras?

Camila y su hijo Manuelito

Camila dio a luz a su primer hijo en un hospital de Cuzco, Perú. Ella era una mujer mestiza con un predominio de las características de los indígenas del Perú. Había quedado huérfana desde los ocho años; a partir de esa edad, vivió con una tía en Cuzco. La tía tuvo a bien enviarla a la escuela primaria, donde se distinguió por ser una buena estudiante. Sin embargo, cuando Camila llegó a la edad de asistir a la escuela secundaria, la tía le recordó que eran pobres y que había llegado el momento de que Camila contribuyera al mantenimiento de la humilde casa. Por eso, Camila, siendo adolescente menor de edad, se vio obligada a buscar trabajo (una historia común en los países latinoamericanos).

Muy pronto se hizo novia de un joven de otra provincia, quien le prometió que se casarían. No obstante, tan pronto como Camila quedó embarazada, el joven desapareció sin dejar huella (una historia también común en nuestros países latinoamericanos). Así fue como Camila conoció las vicisitudes del amor y de la maternidad, pero no se amilanó. Se convirtió en madre soltera y consiguió un trabajo en la cocina de un pequeño restaurante, cuya especialidad era el cuy cocinado al único y especial estilo peruano. Afortunadamente, su trabajo le garantizaba el derecho a recibir los beneficios de la seguridad social del país.

Durante el embarazo, Camila se las ingeniaba para ir hasta Lima, la capital del país, al mejor hospital de la seguridad social para asegurarse de que su bebé crecía bien dentro de ella. El parto transcurrió sin incidentes; Camila se portó como una mujer muy valiente y los médicos del hospital gubernamental de Cuzco la felicitaron por su comportamiento. Fue dada de alta con su pequeño hijo, a quien decidió llamar Manuel; por supuesto, habría de dirigirse a él como Manuelito. Lo llevó a bautizar a la Iglesia católica y la madrina fue una compañera y amiga del trabajo, a quien habría de llamar comadre a partir de ese importante evento. Para festejar, esa tarde comieron cuy y hasta degustaron una cerveza.

Manuelito se veía muy sano y, aparentemente, estaba completito. Camila, como buena madre, había examinado minuciosamente los ojos, oídos, boca, pies, ano y, muy importante, el pene y testículos del menor, pues había escuchado que algunos niños nacían con defectos en esas áreas. Una semana después de nacido, Camila notó que Manuelito se distendía del abdomen, vomitaba y lloraba mucho. Ni tarda ni perezosa, lo llevó al médico local más conocido. El doctor introdujo su dedo meñique en el ano del niño y, al retirarlo, se produjo una evacuación explosiva y líquida. El médico lo interpretó como un buen signo y le dijo a la madre que le diera té de manzanilla y que con ello el niño estaría mejor. Camila siguió las indicaciones, pero no observó mejoría; por ello, decidió llevar a su hijito a Lima, donde se decía que había médicos especialistas que podrían resolver el problema.

Una vez en la capital, en el mejor hospital de la seguridad social del país, a Manuelito lo vieron gastroenterólogos y un cirujano pediatras. Ellos mostraron su buen adiestramiento y un excelente índice de sospecha, ya que pensaron que el bebé tenía síntomas compatibles con la enfermedad de Hirschsprung. Para corroborar su sospecha, hicieron una biopsia del recto (tomaron una pequeña porción del tejido) y mandaron el tejido al Departamento de Patología del hospital. El reporte confirmó el diagnóstico. Los cirujanos le dijeron a Camila que Manuelito requería una operación, que consistía en quitarle el recto y una parte del colon, ya que esas porciones no tenían los nervios necesarios para permitirle evacuar sin molestias. De no operarse, Manuelito enfrentaba el riesgo de morir.

La intervención quirúrgica se llevó a cabo y duró cinco horas. Al terminar, los doctores expresaron su satisfacción y dijeron que «todo salió bien». Sin embargo, cinco días después de la operación, Manuelito se puso muy enfermo: su abdomen se distendió en exceso, vomitaba constantemente, tenía fiebre elevada y dificultad respiratoria. Camila lo llevó a la sala de operaciones de urgencias a la medianoche, de donde Manuelito salió con una colostomía. La madre rompió en llanto al ver la barriguita de su hijito con una abertura por demás grotesca. Los doctores trataron de consolar a Camila diciéndole que la colostomía era temporal y que, después de un par de meses, la cerrarían.

Esa explicación no fue suficiente para tranquilizarla, pues intuía que había algo peor de lo que los médicos decían. Los doctores le explicaron a Camila que Manuelito había tenido una dehiscencia de la conexión entre el colon y el ano. Ella, como todas las madres, había depositado su confianza y fe en los médicos del hospital, pero las cosas no progresaban de la forma que habían predicho. Esto produce un sentimiento de desilusión en las madres, a quienes, a partir de ese momento y con justificada razón, las invaden las dudas y la desconfianza.

Camila, aconsejada por su comadre, hizo un gran esfuerzo para ahorrar algo de dinero y llevar a su bebé con un cirujano pediatra de Lima con muy buena reputación, pero que solo trabajaba en la práctica privada y cobraba mucho dinero por la consulta. Se decía de él que «se había especializado en Estados

Unidos», lo cual lo hacía, en los países latinoamericanos, altamente recomendable. El médico examinó al pequeño y le dijo a Camila que Manuelito necesitaba otra operación —que obviamente era técnicamente más complicada que la primera— y que, además, él no podía garantizar que el niño fuese a tener continencia fecal después de su procedimiento en virtud del daño que se le había causado durante la operación realizada por la seguridad social. Obviamente, este cirujano pediatra no tuvo empacho en acusar a sus colegas de la práctica pública. Fue entonces que Camila se sintió con valor para preguntar:

—Perdone, doctor… si Manuelito fuese su hijo, ¿a quién le confiaría usted la operación que él necesita ahora?

El doctor meditó durante un par de minutos; pensó en recomendarse a sí mismo y decirle que Manuelito estaba en «las mejores manos», pero reprimió su ego y dijo:

—Yo lo llevaría a Nueva York con el doctor Alberto Peña.

Camila y su comadre salieron contentas del consultorio, a pesar de haber desembolsado una buena suma de dinero. Una vez en la casa de Camila, las comadres iniciaron una plática que a la postre resultó muy trascendente y productiva.

—Pues mire, comadre, le voy a hablar con sinceridad —dijo Camila—. Si a Manuelito le hicieron daño en ese famoso hospital de la seguridad, creo que es justo que sean ellos los que paguen por la siguiente operación. Además, creo que, puesto que la siguiente intervención es más complicada, debería hacerla ese doctor de Nueva York. ¿O cómo la ve, comadre?

—Pues creo que usted tiene razón, comadre. Pero me parece casi imposible que el Gobierno corrupto de este país vaya a concederle su deseo —contestó la comadre.

—Pero no perdemos nada con intentarlo, ¿no cree?

—Pues usted dirá, comadre. Cuente conmigo.

Al día siguiente, ni tardas ni perezosas, las valientes comadres y Manuelito se dirigieron al famoso hospital público. Al llegar, Camila preguntó dónde estaba la dirección del hospital, porque, en alguna ocasión, el señor cura, durante su sermón, había dicho que: «Cuando se tiene un problema importante, debemos dirigirnos directamente a hablar con Dios y no con los ángeles». Por tanto, se presentó ante la secretaria del director del hospital y preguntó:

—¿Está el director?

—El señor director no ha llegado, pero ¿qué se le ofrece?

—Vengo a reclamar por el mal manejo al que fue sometido mi bebé.

—Creo que debe usted elevar su queja ante el jefe de cirugía —contestó la secretaria.

—No, yo quiero hablar con el director.

La secretaria insistió en dos ocasiones más para que las comadres fuesen a presentar su queja ante el jefe de cirugía. De nada valió, y las mujeres no se movieron de la sala de espera de la dirección del hospital. Cuando llegó el señor director —muy bien vestido y caminando de prisa, como los hombres que se creen importantes—, entró a su oficina. La secretaria fue detrás de él y cerró la puerta. Cinco minutos después, la empleada salió y dijo:

—Dice el señor director que está muy ocupado, que hagan el favor de regresar el lunes próximo.

—Dígale al director que mi hijito está muy enfermo y no puede esperar.

La secretaria entró nuevamente y, cinco minutos después, salió y expresó:

—Que pasen…

Una vez dentro, Camila externó:

—Buenos días, señor director. Mi hijito fue operado en este hospital, pero la intervención no fue hecha correctamente y por ello tuvo que ser operado de urgencia por segunda vez. Salió de la sala de operaciones con una colostomía. El caso es que ahora mi hijo necesita una tercera cirugía que es más difícil que la primera. Yo no quiero exponer a mi niño a una nueva intervención sabiendo que la primera fue hecha aquí mismo y tuvo complicaciones, por eso…

El funcionario la interrumpió. Y luego, dirigiéndose a las comadres, les dijo, mostrando su talento político, untuoso y con aire de autoridad:

—Señora, entiendo su problema. Quiero que sepa que estamos aquí para servirle y asegurarnos de que su hijito reciba la mejor atención posible. Por ello, mi secretaria le hará el favor de acompañarla personalmente al Departamento de Quejas y Reclamaciones, donde nuestro personal especializado se hará cargo de resolver su asunto.

Tras decir lo anterior, el director salió de su oficina, esbozando una sonrisa forzada y sin despedirse. La secretaria dijo:

—¿Gustan acompañarme?

Tomadas por sorpresa, las comadres, junto con Manuelito en brazos de Camila, siguieron a la asistente. Llegaron a la sala de espera de la oficina de Quejas y Reclamaciones, donde les ordenó que se sentaran y esperaran hasta ser llamadas. Dos horas después y con Manuelito llorando, una señorita malencarada las hizo pasar. Nuevamente, Camila expuso su queja y su sentir. El jefe del departamento, sabiamente seleccionado para tratar estos asuntos espinosos, les dijo que eran bienvenidas y que él personalmente se encargaría de hablar con el jefe de cirugía para asegurar que su hijito recibiese el mejor tratamiento posible. Exasperada, Camila alzó la voz:

—Mire, señor, yo no quiero que usted hable con el jefe de cirugía. Mi hijo fue dañado seriamente en esta institución y es precisamente el hospital quien ahora debe pagar el viaje y el costo de la reoperación, la cual quiero que la haga el doctor Alberto Peña en la ciudad de Nueva York.

El burócrata no podía creer lo que escuchaba y, con una sonrisa cargada de ironía, dijo:

—Yo no creo que esta institución esté en condiciones de sufragar semejante gasto. Estamos en la mejor disposición de asegurarnos de que el problema de su hijito se resuelva y creo que contamos con especialistas suficientemente preparados y con la tecnología de punta para resolverle el problema.

Las comadres salieron del hospital caminando de prisa y se dirigieron a la casa de una amiga que vivía en Lima. Después de comer, retomaron su conversación y Camila dijo:

—Yo no sé qué voy a hacer, pero no voy a permitir que esos doctores y licenciados se salgan con la suya. ¿A quién debemos recurrir para exponer mi queja, al presidente de la república?

—Cálmese, comadrita, vamos a pensar con calma. ¿Quién es el jefe del director del hospital?

Preguntaron a muchas personas y se enteraron de que el director del hospital se reportaba directamente con el señor secretario de Salud, también conocido como ministro de Salud del país. Ni tardas ni perezosas, allá fueron el lunes siguiente.

—Queremos ver al señor ministro de Salud —dijeron ante la secretaria.

—El señor ministro está muy ocupado. Por favor, llenen esta forma indicando el asunto que quieren tratar.

Con una ortografía deficiente, Camila describió su problema, incluyendo la idea de que fuese la Secretaría de Salud del país la que sufragara sus gastos para ir a Nueva York. La secretaria desapareció durante unos minutos y, al regresar, les dijo:

—El señor ministro las recibirá el miércoles de la próxima semana a las diez de la mañana.

Las comadres titubearon. De momento, no supieron cómo reaccionar, pero atinadamente sospecharon que el próximo miércoles no obtendrían nada. Con todo, decidieron darle a la secretaria el beneficio de la duda y se resignaron a esperar hasta ese día. A la hora y el día especificados, las señoras se presentaron nuevamente en la oficina del ministro. Esperaron tres horas, después de las cuales la secretaria les dijo que regresaran el lunes próximo a las ocho de la mañana. Las comadres se fueron refunfuñando. Camila se dirigió a su comadre diciendo:

—Creo que nos están viendo la cara, comadrita.

El nuevo día indicado esperaron durante tres horas, después de las cuales la secretaria les mencionó que el señor ministro había tenido un asunto muy importante que atender y no sabía a qué hora llegaría. Camila perdió la paciencia y externó:

—Pues dígale al señor ministro que lo esperaremos hasta que llegue.

A las seis de la tarde, la asistente anunció que el funcionario no iría a su oficina ese día. Al día siguiente a las ocho de la mañana, las dos señoras, junto con el bebé, se presentaron. Iban bien preparadas: llevaban comida y bebida para sobrevivir en la sala de espera. Ante el horror de la secretaria del ministro, a mediodía, las señoras abrieron su morral y comenzaron a comer. A las cuatro de la tarde, finalmente la secretaria las hizo pasar a la elegante oficina del funcionario, quien permaneció de pie y no invitó a las señoras a sentarse, dando así la impresión de tener prisa. Camila expuso su queja, incluyendo la exigencia de que el ministerio debía pagar el costo de la reoperación en el extranjero. El funcionario les dijo que eso era imposible:

—Nuestro país dispone de la más alta tecnología para resolver su problema. No tenemos por qué recurrir a otro país; estamos en la mejor disposición de servirle en Perú —y, al decir esto, invitó a salir de su oficina a las «imprudentes» señoras.

Una vez de regreso en la casa de la comadre, se reanudó la conversación sobre las alternativas que tenían, incluyendo la posibilidad de darse por vencidas ante la renuencia del mismísimo secretario de Salud de ceder a su solicitud. Pero cuando ya se iban a acostar, Camila tuvo una idea… A la mañana siguiente se presentaron en las oficinas del periódico más importante del país, donde expusieron su queja. Al otro día apareció un artículo con el siguiente titular: «YO DENUNCIO».

En él se describía a detalle el viacrucis de Manuelito y Camila.

Un día después de la publicación, por la mañana, tocaron a la puerta de su casa dos señores con aspecto sombrío. Querían hablar con ella a solas. Se sentaron en la humilde sala y los señores dijeron que llevaban un mensaje amable y generoso del ministro de Salud: su hijo sería atendido por el mismísimo jefe de cirugía del hospital; durante los días que el niño estuviese encamado, las señoras serían alojadas en un excelente hotel en las inmediaciones del lugar, con gastos pagados, y recibirían, además, una generosa suma de dinero para sus gastos durante los días de la recuperación de Manuelito.

Sin pensarlo mucho, Camila agradeció la oferta del señor secretario y agregó que su hijo debía ser operado en Nueva York y que el Gobierno debía pagar. Camila y su comadre se pusieron de pie y extendieron sus manos para despedirse de los enviados gubernamentales, quienes habían fallado en el objetivo de su visita. Al día siguiente, las comadres se presentaron en la oficina del ministro; querían hablar con él. La secretaria les dijo que llegaría muy tarde y que probablemente no asistiera ese día.

—Pues dígale al señor ministro que nos quedaremos aquí hasta que él llegue.

Al acercarse la noche, la secretaria llamó al personal de seguridad, el cual acompañó «amistosamente» a las dos señoras hasta la puerta de la Secretaría de Salud. Camila se sentó en la banqueta de la entrada y su comadre fue a su casa a traer cobertores en preparación para pasar la noche a la intemperie. A la mañana siguiente, varios reporteros llegaron al lugar para tomar fotografías y pedirles su declaración a ambas.

Mientras tanto, en el interior de la oficina del señor ministro, se llevaba a cabo una junta urgente para discutir el problema de Manuelito. El departamento de prensa de la Presidencia de la República había hecho llegar al señor presidente el artículo periodístico. El secretario de Salud había recibido una llamada del Ejecutivo, quien le pidió una explicación sobre los acontecimientos, dejándolo compungido mientras el señor presidente lo regañaba. Después de una hora de discusión, el funcionario de Salud dio órdenes para que se le pagara a la señora y a su hijito el viaje a Nueva York, y se le diese un documento en el que se especificaba que el Gobierno peruano, a través de la Secretaría de Salud, se comprometía a sufragar el costo de la operación en la ciudad estadounidense.

Suele ocurrir, cuando los planetas se alinean, que los pobres ganen una batalla… Y allá fueron Camila, la poderosa y sonriente madre, y el guapísimo Manuelito. La reoperación en Long Island fue un éxito… Manuelito y su mamá regresaron felices a su país, y celebraron en Cuzco con un banquete, que incluía unos deliciosos cuyes.

Emanuele

En Milán, Italia, nació un bebé aparentemente sano. Dalia, su madre, y Sergio, su padre, lo esperaban con gran ilusión. Decidieron llamarlo Emanuele. Dalia describe los pensamientos que pasaban por su mente antes y durante ese momento esperado de la siguiente manera:

—No se hacían diagnósticos prenatales entonces. Mi marido y yo vivíamos confiados, seguros de que la vida nos estaba regalando un hijo sano. No había espacio para el miedo, porque no sabíamos que existía. En la sala de partos grité como nunca antes porque es un dolor primitivo, salvaje, que te atraviesa el cuerpo y te cambia para siempre. Es verdad lo que dicen: después de conocer ese dolor, una siente que podría escalar el Everest.

»A las nueve de la noche nació Emanuele. Lo vi por un instante, porque se lo llevaron enseguida para examinarlo, y no volvió… Ese vacío fue el primer golpe: me dejaron sola en la habitación; era tarde y nadie vino. Pensé que era normal, que estaban cuidándolo, que no querían molestarme… Me aferré a esa idea, como se aferra una madre a la esperanza. Al día siguiente, el ginecólogo entró y me dijo, casi sin mirarme, que mi hijo había nacido sin abertura anal y que lo habían trasladado a otro hospital, uno mejor equipado. En ese momento mi mundo se rompió.

»¿Qué significa eso?

»¿Qué quiere decir nacer así?

»¿Mi hijo va a vivir?

»Busqué a mi marido con la mirada, pero él tampoco sabía qué decir o hacer. No sabía nada. Solo había silencio y miedo. Me dijeron que habían operado a Emanuele, que le habían hecho un estoma; palabras que caían sobre mí como piedras. No existía internet, no existía información. No existía consuelo. Solo una madre lejos de su hijo tratando de entender algo que no comprendía.

»Entonces el cirujano pediatra me llamó: «Señora Aminoff, su hijo nació con una condición llamada ano imperforado. Hemos tenido que hacerle una colostomía de urgencia». *Ano imperforado, colostomía…* palabras vacías, palabras crueles;

palabras que no decían nada excepto que mi hijo estaba luchando por vivir.

»Yo solo pude preguntar, con el corazón hecho pedazos: «¿Mi hijo va a sobrevivir?». En ese instante entendí que la maternidad no siempre comienza con alegría. A veces comienza con miedo, con dolor, con un amor tan grande que duele respirar. Me sentía desesperada: ¿por qué a mí? ¿Por qué no tuve un hijo normal? ¿Cómo iba a evolucionar todo esto? ¿Quién acompañaría a mi hijo a lo largo de su vida? ¿Podría crecer como los demás niños? ¿Podría tener una vida normal? Tenía muchas preguntas y ninguna respuesta.

»Estábamos completamente perdidos. Perdidos porque el hijo sano que habíamos imaginado no existía. Perdidos porque nadie sabía explicarnos qué significaba realmente esa malformación. Perdidos porque sentíamos que éramos los únicos en el mundo viviendo algo así. Llamamos a mi cuñado, León Fogelfeld, un endocrinólogo que trabajaba en Chicago, y le pedimos que nos ayudara a encontrar a un buen médico en Estados Unidos. Nos aferramos a esa llamada como a un salvavidas.

»Regresamos a Roma, donde vivíamos, con nuestro adorado hijo con una colostomía. En aquella época en Italia, no había bolsas de colostomía pediátricas o para bebés. Usábamos una bolsa para adultos, que cubría todo el abdomen de nuestro adorado hijito. Fueron los seis meses más duros de mi vida. Emanuele lloraba sin parar. La piel de su abdomen estaba llena de heridas y cicatrices por los adhesivos que usábamos para fijar la bolsa de colostomía. Contacté a numerosos cirujanos buscando desesperadamente a alguien que pudiera ayudarme. Me sentía perdida. Nuestra pediatra insistía en que fuésemos a París con la doctora madame Fekete, a quien describía como una mujer extraordinaria, una heroína de la cirugía.

»Decidimos consultar al doctor Massimo Rivosecchi, un joven cirujano pediatra que se encargaba de este tipo de casos en el hospital Bambino Gesù de Roma. Desde el primer momento, percibimos su sinceridad y honestidad. Él fue y sigue siendo de gran ayuda; contactó a la compañía que fabricaba bolsas de colostomía para bebés. Massimo se convirtió en un gran amigo y tuvo un papel fundamental en mi vida; le tengo una gratitud infinita. Fue él quien me dijo: «Señora Aminoff, su hijo deberá someterse al procedimiento de Peña». Casi al mismo tiempo, mi cuñado ya había contactado al jefe de cirugía del Schneider Children's Hospital en Long Island, Nueva York, y allá fuimos.

»Nos alojamos en la Ronald McDonald House, donde descubrí algo que me cambió profundamente: ¡No éramos los únicos! No era la única madre en el mundo con un hijo con ano imperforado. Conocí a otras familias con niños y niñas con malformaciones anorrectales. Esas familias formaban parte de una organización llamada Pull-Thru Network (PTN): se reunían y ayudaban, compartían información y emociones; se acompañaban. Me pregunté por qué en Italia no teníamos algo similar, ¿por qué en Europa no existía nada así?

»También tuve el gusto de conocer a Kathie Guardino, la enfermera especialista que trabajaba con el doctor Peña. Fue la primera vez que alguien nos explicó, con palabras simples, con calma y mirándonos a los ojos, todo lo relativo al problema de Emanuele. Recuerdo vívidamente la primera consulta con el doctor Peña: él tenía diagramas y modelos anatómicos para explicar a detalle el problema específico de Emanuele y la reparación que llevaría a cabo. Aprendimos la anatomía de la malformación con un nivel de detalle que jamás habríamos imaginado.

»Ese momento marcó el inicio de un camino que recorrería el resto de mi vida. Emanuele fue operado con solo siete meses de nacido y desde aquel instante los valores de mi vida cambiaron para siempre.

Cuando Dalia conoció a otras familias durante su estancia en la Ronald McDonald House, se remontó a la etapa angustiosa del nacimiento de su pequeño. Durante los aciagos días posteriores al nacimiento de Emanuele, habría sido maravilloso conocer a una madre que le dijese: «Querida Dalia, no te angusties, sé cómo te sientes, yo también sufrí como tú: tuve un hijo con una malformación congénita y he recorrido un largo camino. Estoy aquí para ayudarte y guiarte en el sendero que te espera. Todo esto para que tú no sufras las amarguras y problemas que yo sufrí».

A raíz de ello, Dalia se dijo a sí misma: «En esta semana o este mes, en algún lugar de Italia va a nacer, o está naciendo, un bebé con una malformación anorrectal y su madre padecerá lo que yo padecí. No es justo». Como ella lo expresa acertadamente:

—Y fue entonces cuando nació la idea de crear la Asociación Italiana de Malformaciones Anorrectales (AIMAR). No fue fácil. No quería que otros padres pasaran lo que yo había pasado. Nadie se merece semejante dolor. Compartí mi idea con el doctor Rivosecchi y él me respondió: «Estás abriendo una puerta que estaba esperando ser abierta».

»Me reuní con cuatro familias que tenían un hijo o una hija con alguna malformación anorrectal. Y así, el 19 de septiembre de 1994, nació AIMAR. A partir de ese momento, padres e hijos crecimos juntos; compartimos nuestras preocupaciones y consejos; hablamos de los miedos y de las dificultades; lloramos y reímos juntos.

»Muy pronto establecimos una sólida relación con asociaciones similares: en Alemania (SoMA e.V.), liderada por otra madre poderosa de nombre Nicole Schwarzer; con la asociación holandesa (VARM), con la austríaca (SoMA Austria) y, finalmente, con la española (AEMAREH). También colaboramos con las asociaciones colombiana (ANMAR) y argentina (AMAR), y las promovimos.

»Irónicamente, uno de los obstáculos más importantes que afronté durante más de treinta años fueron muchos cirujanos pediatras italianos, quienes se sintieron atacados porque yo aconsejaba a las madres cuál era la mejor institución para acudir con sus hijos. Mis consejos se basaban en las propias estadísticas de los hospitales y porque las malformaciones anorrectales deben ser reparadas por cirujanos con experiencia a fin de darles a los niños las mejores posibilidades de una buena calidad de vida. Muy pocos cirujanos pediatras en Italia tenían suficiente experiencia en el manejo de estas malformaciones.

»He conocido a muchos cirujanos pediatras; algunos mediocres, poco interesados en las personas detrás de los diagnósticos. Otros hablaban sin saber y, a veces, yo sabía más que ellos. Pero también conocí a aquellos verdaderamente comprometidos; fueron ellos los que marcaron la diferencia en la vida cotidiana de nuestros hijos. Para ellos va mi gratitud más profunda. También siento un gran agradecimiento hacia las familias que, a lo largo de estos años, caminaron junto a nosotros para lograr algo esencial: una mejor calidad de vida para nuestros hijos.

»Han pasado treinta años y los padres y las madres de niños con malformaciones anorrectales seguimos juntos, como hermanos, recorriendo el mismo camino. Sigo siendo la presidenta de la AIMAR. Cuando miro hacia atrás, puedo decir que este es uno de los logros más importantes de mi vida.

La voz de Dalia es la de una madre que representa a todas las madres de niños y niñas con malformaciones anorrectales. Con gran autoridad moral, es también un ejemplo más del poder de las madres.

LA RECOMPENSA

Personalmente, no encontraría el tiempo suficiente, las palabras adecuadas ni el papel necesario para relatar y tratar de trasmitir mis emociones y, en especial, mis sentimientos de felicidad al ver las sonrisas de un niño o una niña y de sus padres después de haber reparado una malformación congénita, sobre todo cuando se la considera letal, es decir, incompatible con la vida. Se dice que los artistas viven y se nutren emocionalmente del aplauso del público. Por mi parte, yo digo que, en nuestro retiro, los cirujanos vivimos y nos nutrimos emocionalmente de los recuerdos de nuestros casos exitosos y de las llamadas, cartas, tarjetas y noticias de nuestros y nuestras pacientes ya adultos(as), casados(as), como profesionales exitosos(as) y padres o madres de familia. Considero los siguientes casos representativos de vivencias placenteras que me permiten reafirmar que la cirugía pediátrica es la mejor especialidad del mundo.

Angelita

Angelita es la segunda hija de Carmelo y Macarena, una hermosa pareja de sevillanos amorosos y temperamentales. Carmelo es un valiente torero sevillano, sensible, apasionado y españolísimo. Dueño de sí mismo y con gran valor y convicción, se declaró torero a los once años y desde entonces ama la torería, a pesar de sus riesgos. En sus palabras:

—Siguieron horas, días, meses y años de esfuerzo, sacrificio y afán de superación mientras me jugaba la vida toreando. Experimenté triunfos, miedo al toro y estar solo en la plaza con miles de personas pendientes juzgándome; uno también está consciente de que se está jugando la vida. Sales de tu casa y puede ser que nunca regreses. A pesar de ello, mi profesión de torero siempre ha estado por encima de todo. Amo lo que hago y tengo la suerte de poder vivir de ello. He visto cosas muy desagradables; he recibido cornadas y he presenciado la muerte de un compañero en la arena. Por suerte, aquí estoy para contarlo. He estado siempre consciente de que puedo perder la vida, pero aun así amo mi profesión.

»Macarena y yo nos conocimos de adolescentes; nos miramos, hablamos y surgió la chispa. Después de muchos años seguimos juntos. Los toreros somos personas muy complejas y si nuestra pareja no nos entiende no es posible vivir juntos.

Ella, Macarena, lo miraba con ojos de verdadero amor. El gran amor de la mujer fue más poderoso que el temor de perderlo por ser torero; por ello, le dijo que lo amaría siempre, ya fuera como torero o lo que fuere. Se casaron llenos de ilusiones, fantasías y sueños. Tanto amor no podía continuar sin el fruto más deseado de los enamorados: Macarena quedó encinta. Tuvieron un hijo completamente sano, que vino a incrementar su felicidad. Para completar el cuadro, hacían falta la ternura y la delicadeza de una niña, que habría de llamarse Angelita. Como narra su padre:

—Todo iba bien durante el embarazo hasta el quinto mes, cuando, en una de las revisiones mensuales, ¡nos comunicaron que Angelita tenía un solo riñón! Nuestra preocupación fue enorme aun cuando no sospechábamos que hubiera problemas más serios.

El parto ocurrió sin problemas. Nació una preciosa niña con enormes ojos hermosos. Ella invadió el pequeño hogar e hipnotizó a las familias de ambas partes. A decir de Carmelo:

—Al segundo día de nacida, asumiendo que todo estaba bien, partí para torear en la plaza de toros más importante del mundo: la plaza de Madrid. En el camino, recibí una llamada urgente de Macarena: a Angelita la estaban transportando urgentemente al quirófano para hacerle una colostomía, ya que había nacido con una malformación anorrectal seria, tipo cloaca.

Confundido y alarmado, Carmelo se preguntó qué significaban esas palabras.

—Mi hija salió del quirófano con una colostomía y nosotros, invadidos de desesperación y sufrimiento, nos preguntábamos: «¿Qué es esto, por Dios?». Siguieron días infernales: terapia intensiva y doctores y enfermeras que salían y entraban pronunciando palabras ininteligibles. Nuestra vida se derrumbó por completo; vivíamos en una angustia interminable. Tras la primera intervención, se sucedieron varias más en el Hospital Universitario Reina Sofía de Córdoba, practicadas por la cirujana pediatra Ana García Ceballos, una grandiosa profesional. Transcurrieron dieciocho interminables meses, con Angelita entrando y saliendo del hospital. Corríamos el riesgo de descuidar a nuestro hijo Álvaro, de diez años, a quien dejábamos encargado con familiares.

»Cuando Angelita cumplió dieciocho meses, la doctora García Ceballos nos dijo que había llegado el momento de llevar a cabo la operación más importante para reparar la malformación, un procedimiento diseñado por un tal doctor Alberto Peña, una eminencia. La doctora se comprometió a contactarlo, ya que pronto vendría a Sevilla a operar a otros pacientes. Llegó la fecha deseada y el doctor Peña y la doctora Andrea Bischoff, su esposa, llegaron a Sevilla para operar a tres niños con malformaciones anorrectales en el Hospital Universitario Virgen del Rocío.

»El día del encuentro con Alberto Peña pasamos a una sala donde estábamos todos: padres y varios cirujanos. Aquello fue para nosotros una explosión emocional pura, consecuencia de todo el sufrimiento que habíamos experimentado y acumulado en los meses previos. El director del hospital se dirigió a nosotros: «Por favor, no se preocupen. El doctor Alberto Peña no puede operar a su hijita porque ya llevó a cabo tres intervenciones y debe regresar a su país. Pero les aseguro que su niña será operada en el futuro próximo por nuestros cirujanos, quienes han aprendido la técnica del propio doctor Peña».

»Esas palabras fueron devastadoras para nosotros; nos sentimos descorazonados. Mientras esto ocurría, el doctor Peña solo escuchaba y su mirada se entrecruzaba con la nuestra. Me impresionó: parecía que el doctor nos entendía y comprendía, a la vez que transmitía una seguridad y tranquilidad tremendas. Nos fuimos a la casa desconsolados y, de pronto, recibimos la llamada del director del nosocomio, quien nos dijo: «Por favor, vengan al hospital. Alberto Peña ha dicho que no se va de Sevilla sin operar a su hija». Sentimos un alivio profundo y confirmamos lo que ya habíamos intuido cuando lo conocimos: su calidad humana, más allá de su calidad como doctor.

»Y así fue como Alberto Peña y Andrea Bischoff, otra gran cirujana, llevaron a cabo la operación más crucial e importante para el futuro de Ángela (se dice que «detrás de cada gran hombre hay una gran mujer»). Todo fue puro sentimiento: no había palabras ni dinero para pagar lo que hicieron por mi hija; creo que nuestro caso les llegó al corazón. Yo no sabía cómo pagar lo tanto que hicieron por nosotros, así que decidí regalarle a mi queridísimo doctor un trofeo muy preciado que tenía en casa y cuyo valor sentimental era muy grande.

»Dicho trofeo presidía el salón general de mi casa. Se trataba de un medallón que proviene de la Hermandad de Nuestra Señora del Rocío de Écija que me fue otorgado por mi extendida carrera como torero y por llevar y difundir el nombre de mi ciudad por todo el mundo. Quise que el trofeo quedase para siempre en posesión de mi querido doctor Peña. Creo que, en el fondo, Alberto Peña y yo somos muy muy parecidos: amamos profundamente nuestra profesión.

Por nuestra parte, mi esposa Andrea y yo recordamos el día de la operación así: al término de esta, hablamos con los padres, quienes nos abrazaron efusivamente. Cuando estábamos por despedirnos de ellos, Carmelo se me acercó y, con los ojos humedecidos, me dijo con su acento ultrasevillano:

—Doctor Peña, nosotros somos pobres, lo más preciado que tenemos es el medallón que otorga la Hermandad de la Virgen del Rocío de Écija. Yo se lo obsequio; creo que estará en muy buenas manos…

Carmelo prosigue el relato:

—Tras la operación de Alberto Peña, Ángela requería una última intervención quirúrgica: el cierre de su colostomía, que por fortuna fue llevada a cabo por otra grandiosa persona, la cirujana María José Moya, a quien tampoco tengo palabras para describir. Tras la intervención, esa misma noche, mi hija hizo sus necesidades por el ano por primera vez en su vida. Esto puede ser algo rutinario para muchas familias, pero para nosotros suponía un nuevo ciclo y toda una alegría después de dos años de horror y sufrimiento.

»Años más tarde volvimos a tener un breve encuentro con Alberto Peña y su esposa Andrea en un hotel de Sevilla y pudimos disfrutar de un encuentro esperado y mágico.

»En la actualidad, Ángela tiene trece años; es toda una mujercita muy inteligente que lleva diez años bailando. Disfruta de una calidad de vida estupenda: es una niña feliz en todo y con todo. Está muy enamorada de nuestras tradiciones, tema que le gusta mucho: el mundo del toreo, los caballos y la Semana Santa.

»Seguimos en contacto con nuestra queridísima doctora María José Moya, de quien no tengo palabras para describir su profesionalismo, su capacidad humana y la empatía que expresa hacia nosotros.

»No hay un solo día, momento o circunstancia en que no me acuerde de Alberto Peña y de su esposa Andrea. No puedo describirlo con palabras; después de todo, se trata de un sentimiento y, como tal, no puede razonarse, hay que sentirlo. No tendré vida para agradecerles todo lo que hicieron por Ángela. Más allá de ser buenos cirujanos, Alberto Peña y su esposa nos escucharon; entendieron y comprendieron nuestro sufrimiento. Gracias por vuestra forma de ser, de estar y de sentir. Los queremos mucho, aunque no estéis aquí.

Por mi parte, intenté convencer a Carmelo de que conservase su hermoso medallón; nosotros nos dimos por bien pagados con la sonrisa de Angelita. Fue inútil: Carmelo insistió y yo acepté el valioso obsequio. Angelita es una bella niña sevillana con hermosos ojos soñadores y el medallón ocupa un lugar privilegiado en mi salón de trofeos, que mis hijos llaman «mi museo».

María

María nació españolísima, en Murcia, España. Su padre, Enrique, es ingeniero y su madre, Matilde, es doctora y profesora de anatomía. Ambos la deseaban y esperaban: la niña llegó a iluminar el hogar con sus ojos pícaros y su sonrisa radiante. Pero muy pronto se hizo evidente que algo no estaba bien: la niña sufría de constipación severa. Como era de esperarse, la familia confió en que Matilde tomase las decisiones pertinentes para aliviar el problema.

Conocedora de los médicos de su ciudad, Matilde eligió al pediatra que habría de encargarse de tratar a María. El especialista prescribió distintos compuestos laxantes para tratar de regularizarla, sin resultados satisfactorios. Así transcurrieron seis meses de sufrimiento tanto para María como para su abnegada madre.

La medicina moderna se basa en gran medida en lo que llamamos «índice de sospecha». En retrospectiva, supimos que tanto el padre de María como su hermano habían nacido con una masa tumoral benigna situada entre el recto y el sacro. Desafortunadamente, en aquel momento no lo sabía la familia. Ese solo hecho, aunado a un buen índice de sospecha, pudo haber inducido a descartar ese mismo padecimiento en María, en virtud de que se sabe que dicho defecto congénito tiene una elevada incidencia hereditaria. Eso les habría ahorrado muchas molestias y sufrimientos tanto a María como a sus padres.

Pasados seis meses, y ante la persistencia de los síntomas de María, tanto el padre como los demás familiares estaban pendientes de la respuesta y decisión que Matilde —como madre, doctora y profesora de la universidad— habría de tomar. Todos asumían que ella era la indicada para encontrar el «buen camino». Esto representó una gran carga emocional para Matilde, quien —además del sufrimiento de madre— se sentía responsable de todo lo bueno o lo malo que resultara de sus decisiones.

Aprovechando su profesión, así como su posición académica en la Facultad de Medicina, la madre solicitó consulta con el cirujano pediatra más prestigiado de la región, quien realizó el diagnóstico de estenosis anal, que significa «orificio anal estrecho». Como era de esperarse, el experto dijo que la pequeñita necesitaba una operación, la cual se llevó a cabo «exitosamente», a su decir. Todo parecía bien hasta que, días después, Matilde notó que la materia fecal salía por la vagina de la niña, es decir que María había desarrollado una comunicación anormal (fístula) entre el recto y la vagina.

Algunos familiares murmuraban que la madre había hecho una mala elección de cirujano y, nuevamente, Matilde sufrió doblemente: por la presencia de la fístula y por haber sido ella la que había elegido al especialista. El cirujano no se amilanó: asumió su responsabilidad y reintervino a María; intentó cerrar la comunicación anormal entre el recto y la vagina, pero —a manera de precaución— abrió una colostomía, es decir, conectó una porción de su colon a la pared abdominal, que es una forma de derivar la materia fecal para evitar que se infecte el área intervenida.

María no tenía la culpa de ser hija de una médica, pero cumplió con la tradición[18] de sufrir más complicaciones que el resto de las niñas operadas: la colostomía se prolapsó, lo cual significa que una porción del colon se salió a través del orificio creado en el abdomen. El sufrido cirujano nuevamente asumió su responsabilidad e intervino a María y resolvió el problema del prolapso. Meses después, el doctor decidió que era tiempo de cerrar la colostomía. Así lo hizo, pero, desafortunadamente, María comenzó a evacuar materia fecal por la vagina de nueva cuenta.

Matilde se sentía desconsolada. Toda la familia sufría, pero nada se comparaba con la angustia, la soledad y la pena de una madre doctora. La toma de decisiones para intentar curar a María recaía solamente en Matilde. Los demás miembros de la familia, incluyendo a su esposo, se limitaban a observar y a sospechar calladamente que las decisiones de la madre eran erróneas, a juzgar por los resultados. La fe de Matilde en la

---

18 | Se dice —entre broma y enserio— que los hijos e hijas de médicos que son intervenidos quirúrgicamente sufren más complicaciones que la descendencia de quienes no son médicos. De ahí que a los cirujanos, en general, no les agrade operar a los vástagos de sus colegas médicos, peor aún sin son hijos de su misma especialidad.

habilidad del cirujano que había elegido para tratar a María comenzó a flaquear, a pesar de que el médico siempre asumió su responsabilidad y mostró empatía y afecto especial por María y su madre.

El mismo cirujano se ofreció a cerrar la fístula en una nueva intervención. La confianza de los padres en el doctor no podía ser más grande: aceptaron la operación. Aunque María se recuperó en un primer momento, la fístula regresó. Incidentalmente, ocurrió que María sufrió de una obstrucción intestinal y el médico que la trató exitosamente sugirió que la familia consultara conmigo. Después de una búsqueda exhaustiva, la familia decidió poner el caso bajo mi responsabilidad.

Conocí a María y a sus padres en Long Island, Nueva York, cuando ella tenía once años. Se trataba de una pequeña princesa sonriente y cooperadora. Los padres también eran amables, corteses y muy colaboradores. A pesar de las complicaciones y malas experiencias, no se habían vuelto hostiles contra los cirujanos, como suele suceder en otros casos donde se han sufrido múltiples dificultades. Desde el primer día, Sergio, Matilde y yo mantuvimos una excelente relación. Ya no digamos mi trato con María, quien siempre sonreía al verme, a pesar de que yo era quien debía aplicarle maniobras dolorosas.

Tuve el privilegio de intervenirla quirúrgicamente: cerré la fístula y extirpé el tumor situado entre el recto y el sacro, algo que debió hacerse desde la primera cirugía. Era triste contemplar a la linda niña y a sus amorosos padres y reconocer que habían sufrido innecesariamente durante once años debido a un manejo deficiente y un diagnóstico errado. Aparte del sufrimiento de María, sentí más pena por el dolor experimentado por su madre, la doctora Matilde.

Nos preguntamos qué pasaba por la mente de una linda niña que había pasado once años entre hospitales y clínicas sufriendo de maniobras dolorosas y afrontando una vida diaria por demás azarosa con una colostomía, o bien, pasando materia fecal por la vagina al tiempo que asistía a la escuela e intentaba integrarse con las niñas de su edad. María sufría de soledad; no se sentía parte del grupo de niñas de su clase, pero tenía un enorme deseo de ser aceptada, de tener muchas amiguitas. Sin embargo, prefería estar sola. A pesar de sus limitaciones y sufrimientos, María siempre fue una excelente estudiante.

No obstante, el destino y la madre naturaleza suelen ser generosos; a veces quitan, pero después nos recompensan. María, la heroína de esta historia, como una guerrera, ¡creció y se transformó en una brillante estudiante de medicina! Inesperadamente, años después, recibí una llamada telefónica: era María, quien me comunicó que quería ser cirujana pediatra. Estudiosa, de carácter fuerte, carismática y siempre sonriendo, María logró su objetivo: se graduó de cirujana pediatra. Nuevamente, confirmé que los sueños suelen volverse realidad.

Experimenté una enorme satisfacción al ver a mi linda paciente convertida en una exitosa profesionista y al atribuirme no solamente haber contribuido a darle una buena calidad de vida a una hermosa niña española, sino haber contribuido también —mi ego hipertrofiado no me permite evitar creerlo— a inspirarla y motivarla para que decidiese convertirse en cirujana pediatra.

La historia no terminó ahí: María decidió abrazar la subespecialidad de cirugía colorrectal pediátrica. Actualmente, María cura y ayuda a muchísimos niños y niñas, pero además lo hace con la autoridad moral que solo tienen quienes han padecido y recorrido el arduo camino de una malformación congénita mal manejada. María es ahora una distinguida y exitosa cirujana pediatra colorrectal y yo soy un orgulloso cirujano viejo, retirado e inmerso en mis recuerdos.

Y LLEGÓ EL OTOÑO...

Y con él, la caída de las hojas…

Todo camino tiene un final: así nuestra vida se desliza suavemente hacia la nada. En esta nueva pero última etapa de nuestras vidas, nuestros recuerdos se agudizan y los eventos presentes desaparecen de nuestra mente rápidamente; nuestra energía disminuye y deseamos descansar; la vista y el oído se deterioran; nuestra coordinación neuromuscular también se ve afectada; el deseo y la pasión disminuyen, pero no desaparecen; la capacidad de sentir amor se mantiene intacta, así como nuestro juicio crítico, es decir, la capacidad de diferenciar lo bueno de lo malo (esto quiere decir que la vejez no justifica la maldad). Finalmente, debo decir que la vanidad no desaparece con la vejez.

Al llegar a esta etapa de mi vida, me vienen a la mente las experiencias que viví cuando joven. En especial, quiero hablar del proceso de envejecimiento de dos de mis más admirados profesores estadounidenses del Hospital Infantil de Boston. Me causó mucha tristeza ver a mis ídolos afrontar su vejez y, peor aún, cómo se resistían a aceptarla. Mi experiencia fue por demás triste, tan triste que me prometí no olvidar esos eventos y tenerlos en mente para evitar dramas similares en el otoño de mi propia vida profesional.

En más de una ocasión, mi profesor más querido en Boston, ya habiendo pasado la edad reglamentaria de su retiro, se rehusaba a retirarse. Durante una operación técnicamente demandante, el profesor perdió la paciencia al tratar de cohibir el sangrado; exasperado, súbitamente y para sorpresa de nosotros los ayudantes, se quitó los guantes, se salió de la sala de operaciones sin decir una palabra —tampoco habló con los padres del paciente— y se fue a su casa... Regresó tres días después. Mi compañero residente y yo tuvimos que resolver el problema técnico transoperatorio y hablar con la familia; inventamos excusas en relación con la ausencia del profesor. Cuando esto ocurría, los pediatras y cardiólogos del hospital escondían a los pacientes, a la espera de que el viejo se retirara y llegara el cirujano joven que habría de reemplazarlo. Finalmente, mi maestro se vio obligado a retirarse cuando, a consecuencia de una larga intervención quirúrgica, esta le provocó secuelas que le impidieron operar más.

Ocurrió también que otro gran cirujano pediatra de Boston conocido por su gran capacidad de trabajo —de quien yo aprendí mucho—, pues sus operaciones se caracterizaban por ser prolongadas (llegaron a durar más de veinticuatro horas), aunque tenía una gran energía, alcanzó la edad en que los hombres debemos hacer una pausa, controlar nuestro gran ego de cirujanos, meditar sobre nuestras limitaciones y adaptar nuestras actividades a la nueva faceta otoñal de nuestras vidas[19]. Al llegar a la vejez, este profesor decidió que podía continuar con los maratones quirúrgicos a los que estaba acostumbrado. Pero la madre naturaleza no hace excepciones. El profesor se desmayó en medio de una operación; ya en otras ocasiones, exhausto, había tenido que interrumpir una intervención para

19 | Esto es particularmente crítico entre los cirujanos y aquellos profesionistas de cuyas habilidades neurosensoriales, cognitivas y motoras depende la vida de otros seres humanos, como también es el caso de los pilotos aviadores y los choferes.

tenderse en el piso de la sala a descansar. Las autoridades del hospital se atrevieron a sugerirle, de forma muy amistosa, que se retirara, pero la reacción del cirujano fue: «Estoy listo para demandar al hospital por discriminación de edad (edadismo) ante cualquier intento de quitarme mi trabajo», por lo que siguió operando. Finalmente, los directivos del hospital tuvieron la feliz ocurrencia de comunicarse con la esposa del doctor y explicarle lo que estaba pasando. Ella, con muy buen juicio y usando sus dotes de esposa, logró convencerlo de retirarse.

Habiendo visto estas experiencias, desde muy temprano en mi carrera profesional «puse mis barbas a remojar» y me prometí retirarme a tiempo. Pero sucede que los cirujanos, en general, tenemos un ego hipertrofiado. Desconozco si esa hipertrofia es causa o consecuencia de nuestra profesión. Personalmente, creo que es, en parte, algo con lo que se nace. También es cierto que la práctica de la cirugía, así como los riesgos y responsabilidades que conlleva, requiere de un carácter y temperamento particularmente fuertes para navegar el mar de compromisos, conflictos y toma de decisiones de la especialidad. Tristemente, el ego hipertrofiado parece contribuir al deseo de perpetuarse en la práctica de la cirugía.

Mi esposa es también cirujana pediatra, cuarenta años menor que yo, a pesar de lo cual mantenemos una comunicación excelente tanto en lo humano como en lo profesional. Por ello, compartí con ella mis pensamientos sobre el ego y el retiro. Le pedí que me observase y me dijera con mucha sinceridad cuando ella creyera que debía retirarme. En espera de su llamada de atención, alcancé los ochenta y tres años aún activo y operando. Las autoridades de mi hospital no me invitaron a retirarme. Mi esposa insistía en que yo podía seguir operando a los niños; sin embargo, decidí retirarme: no había escuchado de otro cirujano pediatra que se mantuviese activo a los ochenta y dos años.

Por fortuna, no tuve que lamentar ningún error o percance quirúrgico atribuible a mi avanzada edad. No lamento haberme retirado; no experimenté ninguna crisis de las que hablan algunos veteranos. En realidad, disfruto el retiro, entre otras cosas porque me permite leer lo que no pude antes y, además, me permite escribir. Han transcurrido cuatro años desde mi retiro; al escribir esto tengo ochenta y siete años.

Mi esposa y yo recibimos muchas invitaciones para viajar al extranjero e impartir cursos sobre el manejo de las malformaciones anorrectales. Estos incluyen demostraciones *in vivo* en tres o cuatro pacientes, porque siempre he creído que un cirujano solamente puede convencer a otro de la conveniencia de adoptar su técnica mediante una demostración real y de manera presencial. La mayor parte del tiempo, quien interviene es mi esposa. Yo ayudo en algunos casos y, cuando opero, ella me ayuda. Ya no opero solo; su presencia al otro lado de la mesa me hace sentir seguro. Nunca hemos tenido un problema quirúrgico que lamentar y yo disfruto las operaciones.

Creo que nací para ser cirujano pediatra porque gozo la reparación de malformaciones congénitas y ver las sonrisas de las criaturas y sus madres. El relato de «Margarita la michoacana» es un ejemplo de mi pasión. A Margarita la intervine exitosamente con la ayuda de mi esposa cuando yo tenía ochenta y cuatro años.

Los cirujanos viejos sufrimos de limitaciones obvias: limitaciones neurosensoriales, hipoacusia, problemas de equilibrio y, algo muy importante, cansancio. Muchas de las reparaciones de malformaciones complejas duran ocho, doce o hasta dieciséis horas, durante las cuales los cirujanos debemos permanecer de pie. El cansancio interfiere con el buen juicio quirúrgico y conlleva errores que pueden ser fatales. Otra gran limitación es la prisa, que obviamente se relaciona con el cansancio y es la causa de muchos errores técnicos quirúrgicos.

Fátima

A mis ochenta y siete años y en medio de estas disquisiciones, recibí una llamada telefónica de Román Acosta, un médico militar ortopedista muy exitoso, talentoso y generoso. Me relató que había operado a una señora de la rodilla y, durante la visita postoperatoria, la paciente se presentó con Fátima, su sobrina de quince años. Román notó que la niña tenía una toalla alrededor del cuello y le preguntó a la tía por qué la usaba; así fue como se enteró de la historia de Fátima.

La joven había nacido en el Hospital Civil de Morelia, Michoacán, prematuramente, con un peso de un kilo y medio. Muy pronto, los médicos y las enfermeras del hospital se percataron de que, además de la prematurez, Fátima tenía otros problemas: no podía deglutir su propia saliva y los intentos por alimentarla le producían dificultad para respirar... síntoma de la ausencia de esófago. En el Hospital Civil no tenían experiencia en el manejo de este problema complejo y atinadamente decidieron enviarla al Hospital Infantil de la ciudad.

Los cirujanos de aquel nosocomio le salvaron la vida al practicarle una intervención que consistió en conectar la pequeña porción de esófago del cuello a la piel para que la saliva saliese al exterior y Fátima no la aspirara, lo que le habría provocado una neumonía. Al mismo tiempo, le hicieron una gastrostomía para alimentarla. Una vez estabilizada, los médicos decidieron darla de alta. La siguiente operación en estos casos es la más delicada y compleja, pues consiste en reemplazar el esófago con una porción del colon, y debe llevarse a cabo por cirujanos con experiencia y en un centro que tenga todas las facilidades para atender a pacientes graves, ya que la intervención incluye el cuello, el tórax y el abdomen.

Los médicos morelianos decidieron enviar a Fátima a Guadalajara, donde supuestamente los cirujanos pediatras contaban con experiencia en el manejo de casos similares. La madre de Fátima comenta que en Guadalajara le dijeron que ellos la llamarían para darle la fecha de la intervención, pero esa llamada nunca llegó… La madre de Fátima era trabajadora del hogar, por lo que se vio obligada a pedirle a su hermana que cuidase de la niña. Así fue como Fátima creció bajo los cuidados de la abuela y de su tía, quienes gracias al tubo colocado en el estómago a través de su abdomen habían podido alimentarla: así había sobrevivido durante quince años.

La historia le pareció inverosímil a Román, un hombre sensible. Además, mi colega se enteró de que la familia provenía del mismo ejido que la suya. Ocurrió, otra vez, el evento mágico que acontece ocasionalmente entre pares y que alimenta nuestra fe y esperanza en la bondad innata de los seres humanos. Román se conmovió y recordó su niñez en el campo. Vinieron a su mente muchos episodios de su vida pasada: sus preocupaciones de niño, sus limitaciones, su afán de superación, su ingreso a la Escuela Médico Militar y su brillante carrera como ortopedista distinguido[20].

20 | Es bien conocido que Román suele dar conferencias —tituladas «De niño rural a médico militar»— a los jóvenes alumnos de las escuelas secundarias de Michoacán, las cuales están dictadas con el ingrediente más importante: la autoridad moral. Estas pláticas conllevan un mensaje de optimismo para los jóvenes pobres: «Sí se puede».

En cuanto a por qué habían transcurrido más de catorce años y Fátima no había sido sometida a la reparación de su esófago para evitar la molesta presencia de la esofagostomía en el cuello y la toalla para ocultarla, así como la presencia de un tubo de hule que salía de la pared de su abdomen, las respuestas de la tía y la abuela fueron confusas, como suelen ser las contestaciones de las personas empobrecidas y sujetas a circunstancias adversas. Román me llamó y me dijo:

—Maestro, no es posible que esta niña haya pasado todos estos años sin que su malformación haya sido reparada. Yo ofrezco mi hospital para que la niña se opere sin costo alguno.

La oferta de Román fue posible porque es codueño de dicho nosocomio. Además de conmoverme, despertó mi ego de cirujano. Recordé que había aprendido el complejo procedimiento quirúrgico durante mi adiestramiento en Boston y que lo llevé a cabo por primera vez en México, en el Hospital IMAN. Posteriormente, tuve el privilegio de reparar con éxito esa misma malformación en un número importante de casos. El doctor Miguel Vargas, mi fiel y valioso colaborador y amigo, aprendió la operación conmigo y en los siguientes años operó a muchos niños y desarrolló una experiencia muy significativa, quizá la mejor de México.

Recordé la magnífica experiencia con el caso de Margarita la michoacana y, de inmediato, me ofrecí para operar a Fátima. Como mucho de lo que he logrado en mi carrera ha sido gracias a mis múltiples amigos, colaboradores o exresidentes, llamé al distinguido cirujano pediatra Jorge Tapia Garibay, jefe de cirugía del Hospital Infantil de Morelia y exresidente de nuestro querido Instituto Nacional de Pediatría, para solicitar su ayuda: ¿estaría dispuesto a ayudarme en la intervención quirúrgica y después encargarse del cuidado postoperatorio de Fátima? (Le expliqué que yo debía partir al día siguiente de la operación para asistir al Congreso Mexicano de Cirugía Pediátrica a celebrarse en Huatulco). Su respuesta fue rauda: «Por supuesto».

Fijamos la fecha y escribí todo un plan logístico para asegurarme de que no faltara nada de material, equipo o personal de anestesia, terapia intensiva, terapia respiratoria y enfermería. Repasé varias veces los pasos a seguir durante la intervención y el postoperatorio. Por su parte, Román se encargaría de todos los aspectos logísticos, incluyendo anestesiólogo, instrumentistas, terapeutas respiratorios, intensivistas, material, equipo, hospitalización. ¡Todo gratis!

Cuando se acercaba la fecha de la operación, noté que me despertaba varias veces durante la noche pensando en la intervención que se avecinaba. No podía evitar especular qué pasaría si la niña tuviese una complicación seria mientras yo estaba ausente[21]. Finalmente, cuando faltaban cinco días para la operación, una mañana me asaltaron los recuerdos de los viejos profesores que se negaban a retirarse. Me pregunté, apelando a la honestidad que tenemos los humanos cuando nos encaramos con nuestra conciencia: «¿Quiero operar a esa niña por filantropía o para satisfacer mi ego?».

Me llevó un par de horas reconocer que, si bien quería ayudar a la pequeña, también quería satisfacer mi ego de cirujano; además, que sufriría mucho en el postoperatorio si hubiere posibles complicaciones. Tomé el teléfono y llamé a

21 | Confirmé que, con el paso de los años, los cirujanos —además de sufrir limitaciones físicas, neurosensoriales y motoras— nos volvemos más vulnerables y preocupones. Nos inquietan eventos que antes no.

mi generoso amigo Román para decirle que había decidido no operar a Fátima; que la dejaba en las generosas manos de Jorge Tapia Garibay y en las suyas. También les pedí disculpas por las molestias ocasionadas y les expresé mi más sincero agradecimiento por la valiosa y espontánea colaboración que me habían ofrecido. Les deseé suerte.

Fátima fue intervenida exitosamente, aunque en los primeros días tuvo altas y bajas que me preocuparon mucho. Me felicité por no haberla operado y expresé mi sincero agradecimiento a mis generosos colegas. Fátima se recuperó y ahora ella y su familia disfrutan de una excelente calidad de vida. La joven es una estudiante dedicada; quiere ser veterinaria. Román intenta convencerla de que sea doctora de humanos y no de animales.

Me asaltan sentimientos de nostalgia por la sala de operaciones, pero me siento satisfecho por haber controlado mi ego.

EMPATÍA, HUMANISMO Y CIRUGÍA PEDIÁTRICA

Me es difícil concebir la práctica de la cirugía pediátrica sin empatía y humanismo. La primera se define como identificarse con el pensamiento y emoción de otra persona, en especial, identificarse con su sufrimiento, es decir, ponerse en su lugar. Por su parte, el humanismo tiene varias definiciones; las que como cirujanos nos interesan más son las que lo describen como un sistema de pensamiento y praxis moral, la acción de promover la dignidad del ser humano o la virtud activa.

Por otra parte, yo creo que, los niños y las niñas son la viva imagen de la belleza, la ternura, la inocencia, la ingenuidad, el amor, la sinceridad, la vulnerabilidad y la promesa de mejorar la humanidad. La penúltima característica, la vulnerabilidad, concierne en especial a los cirujanos pediátricos en virtud de la magnitud del daño que podemos infligir en un pequeño o una pequeña cuando llevamos a cabo una intervención quirúrgica de forma deficiente.

Pensemos en la responsabilidad al invadir quirúrgicamente a una criatura: hurgar en su interior, manipular sus pequeños órganos sagrados, decidir en cuestiones de segundos lo que es bueno y lo que es malo para ese hermoso producto de la naturaleza. Meditemos sobre la trascendencia de nuestras decisiones, que habrán de determinar la calidad de vida de esa personita durante los siguientes setenta u ochenta años;

asimismo, en la magnitud de nuestra responsabilidad, que implica no ignorar el dolor y la preocupación de los padres: debemos ponernos en su lugar, es decir, debemos ser empáticos.

Es muy importante para la buena práctica de la cirugía pediátrica que los cirujanos meditemos al respecto, pero sin llegar al extremo de permitir que todos estos pensamientos y emociones se conviertan en una carga emotiva tan pesada que afecte nuestro juicio, interfiera con la toma de decisiones, nos abata y nos paralice. Un cirujano sin empatía ni humanismo equivale a un técnico que maneja tejidos humanos como haría un matarife. El otro extremo, aquel cirujano que tiene un enorme temor de dañar, puede paralizarse a la hora crucial de la toma de decisiones, lo cual puede trascender negativamente en la incipiente vida de un ser humano.

El justo equilibrio requiere de una persona emocionalmente estable con los conocimientos suficientes y el temple necesario para tomar decisiones riesgosas y asumir responsablemente sus consecuencias, además de las destrezas necesarias para reparar integralmente una malformación congénita. La estabilidad emocional exige que las necesidades emotivas del cirujano estén satisfechas, es decir, que las necesidades de amor y armonía en el hogar estén cubiertas. El cirujano debe entrar a la sala de operaciones como un devoto religioso al templo: su mente debe estar centrada en el plan quirúrgico a seguir, del cual depende el futuro de un ser humano.

Los distractores del cirujano interfieren con la concentración y el enfoque en su tarea de reparación: problemas emocionales, problemas económicos, problemas de salud, vejez o preocupaciones administrativas o políticas (como es el caso del cirujano que acepta puestos administrativos o políticos y fantasea pensando que puede ejercer con eficiencia las dos profesiones). La práctica eficiente y humana de la cirugía requiere del tiempo completo de la actividad mental del cirujano.

Finalmente y por desgracia, no son raros los casos de cirujanos que erraron su vocación y no aman su profesión; por tanto, sufren durante las intervenciones quirúrgicas, que son técnicamente deficientes y dañan a los pacientes. A pesar de todos los adelantos de la ciencia y la tecnología modernas, no hemos podido diseñar un sistema que nos permita detectar tempranamente a los jóvenes que no tienen vocación para practicar la cirugía y, peor aún, que no poseen la empatía y humanismo necesarios para ayudar a los pacientes de forma integral: reparando su malformación, manteniéndose emocionalmente unidos a la familia durante la recuperación postoperatoria y, a largo plazo, ayudando al manejo de las secuelas de las intervenciones quirúrgicas.

Durante las entrevistas para evaluar a los jóvenes cirujanos que aspiran a convertirse en cirujanos pediatras en Estados Unidos, me fue imposible predecir quiénes de ellos se convertirían en cirujanos pediatras con la capacidad técnica necesaria para reparar malformaciones congénitas y con la empatía y humanismo necesarios para ejercer esta hermosa especialidad. La inmensa mayoría de los candidatos que me ha tocado entrevistar se presentaba bien vestida, parecía inteligente y tenía un currículo excelente, incluyendo muchas publicaciones relacionadas con temas de ciencias básicas. A pesar de ello, no me era posible determinar quiénes habrían de adquirir las destrezas necesarias para operar a bebés con la finura y meticulosidad que desearíamos para nuestros hijos.

Creo que cualquier persona puede llevar a cabo una intervención quirúrgica; no obstante, estoy convencido de que solo algunos seres humanos tienen la capacidad genéticamente determinada para ser delicados y meticulosos en la reparación de malformaciones congénitas infantiles. Tampoco me fue posible determinar si esos jóvenes talentosos habrían de poner su brillante inteligencia al servicio e interés de los pacientes y no para escalar posiciones académicas. Creo que yo solo podría pretender contestar tales preguntas si me dejasen trabajar de forma personal con cada uno de los aspirantes durante un año; obviamente imposible.

Cuando los resultados de la operación no son los deseados, o bien, cuando el paciente sufre de complicaciones graves, es cuando el cirujano debe mantenerse más cerca de la familia y mostrar su empatía y profesionalismo. Tristemente, suele alejarse de la familia precisamente cuando esta más lo necesita. Evadir su responsabilidad cuando la evolución del paciente no es la esperada ni la deseada o tiene una complicación, ausentarse, no contestar las preguntas de la familia, o bien, inventar respuestas o excusas pueriles, por demás insultantes para el intelecto de los padres, representa una fórmula para inducir a las familias a demandar legalmente al médico.

Como acto de fe, me gusta creer que el solo hecho de que un médico elija dedicarse a cuidar a niños y a niñas es un signo que lo hace diferente de los demás profesionales de la medicina. Ojalá no esté equivocado.

Durante los últimos veinte años, hemos visto una clara tendencia de una mayoría de mujeres que elige como especialidad el hermoso campo de la cirugía pediátrica. Esto no solamente no me sorprende, sino que me agrada. Es mi opinión que, en general, las mujeres, por su naturaleza y en especial por su instinto maternal, están más inclinadas a mostrar empatía y humanismo cuando se trata del dolor y sufrimiento de los niños y sus padres. Además, de acuerdo con mi experiencia en el trato y la interacción con muchas cirujanas y cirujanos pediatras, tengo la impresión de que las mujeres aprecian más las técnicas quirúrgicas delicadas y meticulosas. ¡Bienvenidas las mujeres que han decidido dedicar su vida a la reparación de malformaciones congénitas infantiles!

AGRADEZCO

Para mi tío Alberto Peña[22]

Agradezco, no a un dios, no a un destino,
sino a la serendipia que me trajo hasta aquí;
a la estadística improbable
que me hizo sobrevivir mi infancia
y convertirme en lo que soy.

Agradezco a la casa que nunca fue hogar:
las puertas que se azotaban,
las voces que ardían en la madrugada,
las maletas siempre listas,
las calles nuevas y las aulas desconocidas.
No fue fácil,
pero aprendí que el cambio no es castigo;
es una escuela.

22 | Decidí incluir unas palabras escritas por mi sobrino Federico Velasco, quien me conoce bien. Él habla por mí y yo me reconozco en su poema. Le agradezco y estoy de acuerdo con sus conceptos.

Agradezco a mi madre,
no por sus sacrificios y renuncias,
sino por su amor sin dudas,
por su risa en los días grises,
por su fortaleza sin dramas ni discursos,
por enseñarme que la vida sigue
y que lo bueno se construye con lo que hay.

Agradezco al hambre,
porque me enseñó que el conocimiento
también puede alimentar;
porque me obligó a hacer de mi mente
una herramienta
y de mis manos un refugio.

Agradezco a mis hermanos,
porque cuando el mundo era caos
nosotros fuimos un país sin fronteras;
porque en sus risas encontré abrigo
y en su amor, el único hogar inquebrantable.

Agradezco a la vida
por cada niño que he visto despertar de la cirugía,
por cada lágrima que se transforma en esperanza,

por cada técnica que inventé
—no por gloria,
sino porque el dolor de un niño
es la única injusticia que jamás acepté—.

Agradezco a la humanidad,
no por su perfección
sino por su persistencia;
porque en cada corazón que late
habita la misma sangre,
el mismo miedo a la oscuridad
y el mismo anhelo de la luz.

No creo en dioses;
no creo en destinos escritos.
Creo en la evolución de la mente,
en la biología que nos hizo sobrevivir,
en la empatía que nos hace humanos,
en la ciencia que transforma la vida.

Agradezco a mi pasado, que me hizo fuerte;
a mi presente, que me permite enseñar y trascender;
a mi madre,

a mis hermanos,

a mis pacientes,

a la infinita red de historias

que entrelaza mi vida con la de los demás.

Agradezco porque en esta lucha

he encontrado mi propósito.

PENSAMIENTOS FINALES

Filósofos, sabios, pensadores, humanistas y religiosos han usado mucha tinta y han gastado mucha saliva pregonando la necesidad de acabar las guerras; por tal motivo, con frecuencia hacen descripciones sangrientas de las grandes matanzas, holocaustos y exterminios de millones de seres inocentes. A pesar de todo, el odio, las pasiones desbordadas, la irracionalidad, el dogmatismo, la avaricia, los grandes intereses económicos, la ambición desmedida, los extremos ideológicos y religiosos impulsan a los hombres a matar. Las guerras continúan y lo peor es que nadie se siente culpable: todos pensamos que son otros los que perpetran los genocidios; todos argüimos que actuamos en defensa de nuestras vidas e intereses. Parece que nadie tiene la culpa, pero las guerras continúan y los seres inocentes siguen siendo masacrados

Mis pacientes, todos niños y niñas inocentes, proceden de familias civiles, militares, cristianas, protestantes, ateas, judías, musulmanas, ricas, pobres, comunistas, socialistas, capitalistas, terroristas, extremistas de izquierda, extremistas de derecha, extremistas religiosas, extremistas antirreligiosas, homosexuales, antihomosexuales, transexuales y antitransexuales.

Todos mis pacientes sufren de padecimientos congénitos o adquiridos. Todos lloran por los dolores propios de su enfermedad y los dolores que les infligimos. Todos tienen sueños, ilusiones y fantasías. Todos ellos son criaturas hermosas ajenas a las pasiones y bajezas humanas; ajenas a las virtudes o crímenes de sus padres. No saben de doctrinas u odios por diferencias religiosas, políticas o ideológicas. No saben nada del nocivo nacionalismo que genera tantas guerras. Ignoran en qué clase de mundo les tocará vivir.

Sus mentes son ideológicamente vírgenes; poco tiempo después serán adoctrinados para amar lo que sus padres aman; lamentablemente, también serán adoctrinados para odiar lo que sus padres odian, aunque ellos no hayan sido partícipes del origen de los odios y las guerras de sus padres y abuelos. Un niño judío que nace en Tel Aviv, en su vida temprana, no odia a los árabes; un niño palestino que nace en Gaza no odia a los judíos; de hecho, no odia a nadie. Si tomásemos a esos dos niños y los criáramos juntos sin ideologías, sin prejuicios y sin religiones, y les inculcásemos valores universales de paz, convivencia, respeto, amor, dignidad, generosidad, amistad, fraternidad, piedad, amor y respeto a la naturaleza, me gusta creer que podríamos presenciar el nacimiento de una sociedad nueva más justa y armoniosa.

Sucede que, en muchas ocasiones y por casualidad, he tenido pacientes de religiones o ideologías completamente contrarias, enemigos ancestrales, alojados en cuartos contiguos mientras se recuperaban de las intervenciones quirúrgicas que les practiqué. Las dulces miradas de ambos niños son las mismas; su llanto es igualmente conmovedor; sus sonrisas trasmiten el mismo mensaje de inocencia y bondad. El amor y la ternura de las madres son los mismos; la actitud un tanto seria de los padres oculta su grave preocupación, y ambos expresan su deseo de darlo todo por la salud de sus pequeños. He pensado que, en ese micromundo de dos habitaciones hospitalarias, se encuentra una posible fórmula de convivencia para la humanidad.

Siento un enorme agradecimiento con la vida por haberme dado el privilegio de vivir estas experiencias que me permiten poner en su debida perspectiva los conflictos, crímenes y bajezas humanos. Me pregunto qué pasaría si todos tuviesen la oportunidad de vivir situaciones como la que describo. Tristemente, es posible que esos pequeños con almas puras muy pronto sean adoctrinados —a ambos se les va a decir que ellos, los padres y sus ancestros, han sido víctimas de sus oponentes—, y esos niños van a heredar el odio, el rencor, el prejuicio y el deseo de venganza ancestral, con lo que se convertirán en víctimas o victimarios de las próximas guerras.

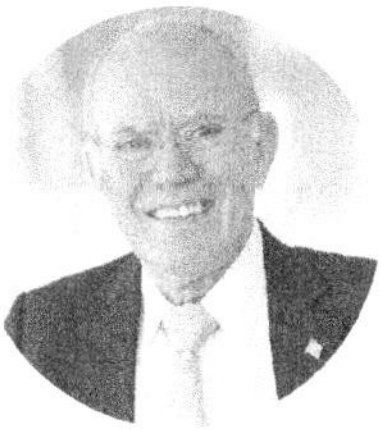

ALBERTO PEÑA RODRÍGUEZ

Nacido en la Ciudad de México, se formó como médico cirujano y pediatra allí mismo. Se especializó en cirugía de niños en el Hospital de Niños de Boston (Harvard). Regresó a México para ocupar, durante trece años, el cargo de jefe de cirugía del entonces Hospital IMAN (ahora Instituto Nacional de Pediatría). Durante un año y medio fue también director de esa Institución.

En 1980, diseñó y llevó a cabo una novedosa intervención quirúrgica para reparar malformaciones anorrectales y, con ello, los desafortunados bebés que nacían con ese defecto lograron tener una mejor calidad de vida. El doctor Peña fue invitado a múltiples países, donde hizo demostraciones quirúrgicas. Como consecuencia, la intervención fue aceptada universalmente.

En 1985, fue invitado para ocupar el puesto de jefe de cirugía del Schneider Children's Hospital, de New York, donde permaneció por 20 años, después de los cuales creó y fue director del Centro Colorrectal del Hospital de Niños de Cincinnati (diez años) y del Centro Colorrectal del Hospital de Niños de Denver, Colorado (siete años).

Publicó 220 trabajos en revistas internacionales y más de 80 capítulos de libros de texto. Además, ha publicado cinco libros de su especialidad y un libro de cuentos *(Los Cuentos del Viejo).*

Actualmente está retirado, es profesor emérito de la Universidad de Colorado y vive en Denver, Colorado, U.S.A.

Made in the USA
Monee, IL
16 September 2026

63296731R00132